U0661344

甲状腺眼病
科普教育手册

主编 钱江 单忠艳 沈洁 杨华胜

编委会
（按姓氏拼音排序）

策　　划	钱　镭　张健薇
主　　编	钱　江　单忠艳　沈　洁　杨华胜
副主编	程金伟　李玉姝　乔　虹　叶慧菁
编　　委	李文娟　周笑笑
编写秘书	王　凌　尤　慧

上海交通大学出版社
SHANGHAI JIAO TONG UNIVERSITY PRESS

内容提要

甲状腺眼病科普教育手册系统介绍了甲状腺眼病（TED）相关知识。开篇描述了 TED 的定义、症状表现及其背后的病理机制，让读者对疾病有初步认识并帮助读者理解症状成因；接着介绍了准确诊断 TED 的方法和流程，阐述了疾病的分期分级标准，让患者清晰掌握自身病情所处的阶段；科学治疗部分涵盖了药物治疗、放射治疗、手术治疗等常规疗法，并重点介绍 TED 治疗领域的最新进展——替妥尤单抗。此外，手册还提供了生活起居指导及针对特殊人群（如儿童、孕妇等）的关爱建议，旨在全方位提升患者的生活质量。

本书适用于甲状腺眼病患者及其家属和希望了解甲状腺眼病相关内容的读者。

图书在版编目（CIP）数据

甲状腺眼病科普教育手册 / 钱江等主编 . —上海：
上海交通大学出版社 , 2025. 7. — ISBN 978-7-313
-33047-5

Ⅰ . R771.3-62

中国国家版本馆 CIP 数据核字第 2025W74D85 号

甲状腺眼病科普教育手册
JIAZHUANGXIAN YANBING KEPU JIAOYU SHOUCE

主　　编：钱江　单忠艳　沈洁　杨华胜
出版发行：上海交通大学出版社　　　地　　址：上海市番禺路 951 号
邮政编码：200030　　　　　　　　　电　　话：021-64071208
印　　刷：常熟市文化印刷有限公司　经　　销：全国新华书店
开　　本：890 mm × 1240 mm　　　　印　　张：5.125
字　　数：90 千字
版　　次：2025 年 7 月第 1 版　　　　印　　次：2025 年 7 月第 1 次印刷
书　　号：ISBN 978-7-313-33047-5
定　　价：39.00 元

序 一

　　甲状腺眼病是一种影响患者身心健康的自身免疫性疾病。面对患者"这病能治吗""眼睛突出能恢复吗"这样的焦虑追问，作为内分泌科医生，我能够感受到患者对了解疾病知识及最新治疗进展的渴望。然而，目前存在的问题是新媒体传递的信息或零散或不科学，而专业的指南和共识又难以被大众理解，最新治疗进展也因缺乏有效传播渠道而未被大众知晓。

　　《甲状腺眼病科普教育手册》正是为填补这一空白而生，本手册以通俗易懂的语言回答了患者最关心的问题，涵盖了疾病、药物、手术、日常护理等多个方面。期待这本手册能够帮助医患携手打破信息壁垒，让医学的进步真正惠及每一位需要帮助的个体。愿每位读者都能从中获得战胜疾病的力量，让科学之光照亮康复之路。

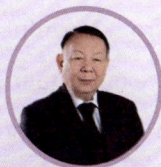

滕卫平

滕卫平

中国医科大学内分泌研究所所长
中华医学会内分泌学分会名誉主任委员
亚洲大洋洲地区甲状腺学会副主席

序 二

I am delighted to introduce this patient guide for individuals afflicted with thyroid eye disease (TED), an autoimmune process that can reduce the quality of life. This guide, contributed by Chinese experts in the care of patients with TED, offers a modern and timely perspective by leading doctors on how patients can best help manage their symptoms of TED and thus can minimize any negative impact the disease might have on their daily routines, both in their private lives and in their business responsibilities. A key factor in facilitating the improvement of TED is to form a close relationship with your health care team, including your doctors, nurses, and counselors whose focus is to provide you with the best advice possible and to provide you with the most modern and appropriate therapies available.

A healthy lifestyle, including eating a nutritious diet, refraining from cigarette smoking and protecting your eyes from harmful conditions such as strong direct sunlight and wind are important. Following the advice of your health care team by keeping appointments and taking medicines as directed should help you recover to a fully healthy condition. Recent progress in therapy development has now ushered in a new era for specific treatment of TED which is effective in most patients. This development will allow maximal enjoyment of the riches of life.

译文：我怀着最诚挚的心情，为您推荐这本由中国甲状腺眼病（TED）专家为患者编写的科普教育手册。虽然 TED 是一种严重影响生活质量的自身免疫性疾病，但请相信，现代医学的光芒正照亮着它的康复之路。这份科普教育手册凝聚了中国顶尖专家的智慧，汇集了权威医生关于患者如何有效管理 TED 的最新指导，从而最大限度减少疾病对日常生活工作的负面影响。需要指出的是，治疗 TED 的一个关键因素是与您的医疗团队（包括医生、护士和健康顾问）建立紧密联系，他们会为您提供先进的、最适合您的治疗方案。

此外，保持健康生活方式至关重要，这包括营养膳食、严格戒烟以及保护眼睛免受强烈直射阳光和大风等有害环境影响。遵循医疗团队的指导，按时复诊、遵医嘱用药，将有助于您恢复完全健康的状态。值得一提的是，我们已经迎来了 TED 靶向治疗的新时代，以 IGF-1R（胰岛素样生长因子 1 受体）抗体为代表的精准治疗，对多数患者疗效显著，期待这一突破能使患者最大限度地享受生活的丰富多彩。

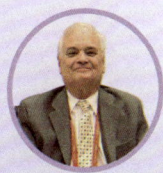

Terry J. Smith（特里·史密斯）

医学博士，教授
密歇根大学医学院
安娜堡，美国密歇根州

序 三
P R E F A C E

  甲状腺眼病患者非常痛苦：一方面，突眼、复视、眼睑退缩，令他们生活质量大幅下降，另一方面，传统治疗使用的糖皮质激素和免疫抑制剂毒副作用巨大，手术难度高。这本书深入浅出地介绍了甲状腺眼病的机制、临床表现、注意事项，以及常用的防治策略，尤其是介绍了替妥尤单抗等新型药物给广大甲状腺眼病患者带来的福音，即使是中、重度患者也能取得很好的疗效，不良反应明显减少。相信通过本书的科普，可以帮助到广大的甲状腺眼病患者。

  向大家推荐。

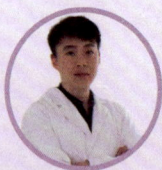

陶勇

北京大学眼科博士
首都医科大学眼科教授、博士生导师
中国医师奖获得者
首都十大健康卫士

　　甲状腺眼病曾将我推入至暗时刻。短短数月间，疾病如风暴般肆虐：灼目的光线让我蜷缩于昏暗房间，重影交织的视野令我的每一步行走都如履薄冰，甚至独自进食都成为奢望。当传统疗法悉数失败时，一则临床试验招募信息给了我新的希望——替妥尤单抗 N01 注射液像一柄分子级手术刀，能精准斩断患者眼中失控的炎症风暴。

　　治疗 3 周后，晨光第一次不再刺痛我的双眼，书中的文字重新在我视线中聚拢，我曾经破碎的生活竟被一片片拼回原处。

　　如今翻阅这本泛着墨香的科普手册，指尖划过的不只是严谨的病理图谱和用药解析，更触摸到无数个"曾经的我"最渴求的答案：从早期症状的蛛丝马迹到饮食护理的细致建议，从靶向治疗的作用机制到康复训练的科学指导。当越来越多的患者因此重获清晰"视界"，我们终于懂得：每一束穿透疾病阴霾的光，都是科研人员以十年青春为灯芯点燃的星火；每一次看似奇迹的康复，背后站着的都是永不言弃的科学信仰。

陈智

前　言

甲状腺眼病（TED）是一种自身免疫性疾病，常伴有眼睑退缩、突眼、复视等症状，不仅影响外观，还可能引发角膜损伤、视力下降等严重后果。甲状腺眼病给患者的身心都带来了巨大的伤害。

甲状腺眼病的诊疗过程面临着诸多困境。对于患者而言，他们难以准确理解疾病的本质、症状的发展以及治疗的方法，在求医问药的道路上容易陷入迷茫与困惑。对于各级医生来说，甲状腺眼病往往需要多个科室的联合诊疗，也需要学习更多的甲状腺眼病最新诊疗进展。然而，目前系统、全面且专业的甲状腺眼病科普教育资料非常缺乏。患者和基层医生只能依赖零散的、缺乏权威性的信息获取相关知识，这显然无法满足他们对疾病认知和诊疗进展的学习需求。

《甲状腺眼病科普教育手册》的编写，正是为了填补这一空白。这本手册由眼科及内分泌科资深临床医生共同执笔，以通俗易懂的语言表达专业内容，系统梳理了从基础知识到生活护理的各个环节，涵盖症状、诊断、分期分级及各类治疗手段，并纳入最新靶向药物及创新疗法。相信无论是患者、家属，还是眼科、内分泌科医生，都能从本书中获得前沿、全面、专业的参考，为战胜疾病提供有力支持。

编　者

主编简介

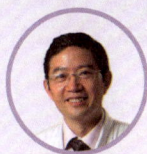

主　编

钱江　复旦大学附属眼耳鼻喉科医院

教授、主任医师、博士研究生导师
美国 AAO 会员，美国眼整形学会会员
中华医学会眼科分会眼整形眼眶病学组委员
中国研究型医院学会眼科学专委会副主任委员

单忠艳　中国医科大学附属第一医院

教授、主任医师、博士研究生导师
国家卫生健康委员会共建甲状腺疾病诊治重点实验室主任
中华医学会内分泌学分会副主任委员、甲状腺学组组长
中国内分泌代谢病医师协会副会长

沈洁　南方医科大学第八附属医院

教授、主任医师、博士研究生导师
中国医师协会内分泌代谢分会委员
中国保健协会糖尿病分会副主任委员
中国老年医学学会内分泌代谢分会副主任委员

杨华胜　中山大学中山眼科中心

教授、主任医师、博士研究生导师
中华医学会眼科分会眼整形眼眶病学组委员
中国医师协会眼肿瘤学组副组长
中国超声医学工程学会眼科分会副主任委员

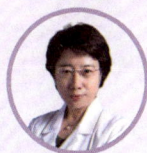

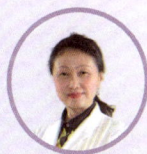

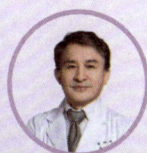

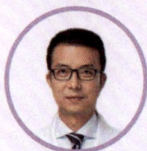

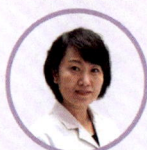

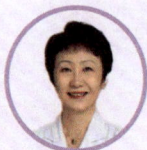

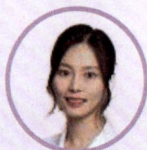

目 录

C O N T E N T S

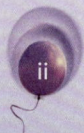

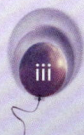

第一章

初识甲状腺眼病，这些基础知识要知道

1 什么是甲状腺眼病？

甲状腺眼病（thyroid eye disease，TED），是与甲状腺疾病密切相关的一种自身免疫性眼部疾病[1]。会对眼睛造成伤害，且症状随着时间推移而加重。

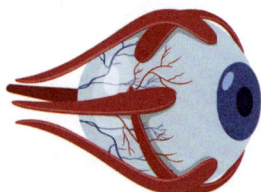

在正常情况下，人体的免疫系统就像守城的"隐形卫兵"，能够分清自身和外来的物质，精准打击外来的"侵略者"（比如细菌、病毒）。

但在甲状腺疾病患者体内，免疫系统出现了"紊乱"，卫兵开始不分敌我地攻击正常的眼部细胞，这会导致眼睛后面的肌肉和脂肪组织发炎、肿胀。从而导致患者出现眼球突出、视物重影、眼部肿痛等症状。在极少数情况下，甲状腺眼病甚至会导致视力丧失。该疾病对患者的眼部功能、外观和社交均产生了显著影响[2]，所以需要尽早对甲状腺眼病进行治疗，以改善眼部症状，提高生活质量。

2 什么是自身免疫性疾病？

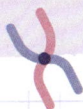

　　自身免疫性疾病（autoimmune disease，AD）是一类慢性疾病，是免疫系统把自身正常组织当成"敌人"来攻击引发的健康问题。在正常情况下，免疫系统像训练有素的军队，能识别并消灭外来"侵略者"，保护身体健康。但在自身免疫性疾病患者体内，免疫系统"敌我不分"，攻击着自身细胞、组织和器官。常见的自身免疫性疾病有甲状腺眼病、系统性红斑狼疮、重症肌无力等[1,3]。

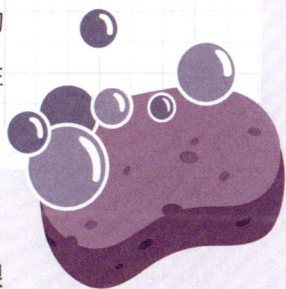

　　自身免疫性疾病可能会对全身多处组织、器官造成损害，例如，甲状腺眼病会导致眼球突出、视力受损[2]；系统性红斑狼疮可能攻击肾脏、皮肤甚至大脑[4]；重症肌无力可能引发呼吸肌麻痹，甚至危及生命[5]。身体器官长期承受免疫损伤还会增加致残风险，严重影响患者的生活质量。因此自身免疫性疾病患者应及时就诊、积极治疗，以延缓器官受损，降低远期的疾病风险。

3 医生为什么对这个病的叫法不一样？

甲状腺眼病命名的发展，代表了医学领域对疾病的认识不断加深[1]，命名的方式主要与发病原因相关。

● 格雷夫斯病（Graves' disease，GD）是"毒性弥漫性甲状腺肿"的简称，**大部分甲状腺功能亢进症（简称"甲亢"）**都是它引起的，而部分甲状腺眼病就是患 GD 后的一个重要表现。如果医生说是 GD 引发的甲状腺眼病，就是强调这个眼病是由"毒性弥漫性甲状腺肿"造成的。

● TAO（thyroid-associated ophthalmopathy）是指甲状腺相关性眼病。甲状腺眼病与甲状腺疾病密切相关，**甲亢或甲状腺功能减退症（简称"甲减"）**均是 TAO 发生和发展的危险因素。约 40% 患者的眼病发生于**甲亢**之后，约 40% 患者的眼病与甲亢同时出现，故称为甲状腺相关性眼病。

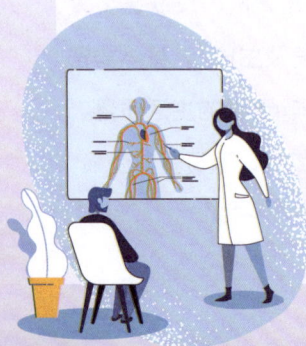

●TED（thyroid eye disease，TED）是指甲状腺眼病。近年来，人们逐渐认识到，甲亢和甲减不是甲状腺眼病发病的必要因素，即使没有甲亢或甲减，人们也可能会患上甲状腺眼病，但是眼病的发生仍然与促甲状腺素受体的抗体（anti-TSH receptor antibodies，TRAb）密切相关。20%患者的眼部症状先于甲状腺疾病出现，故直接称之为甲状腺眼病更加准确。

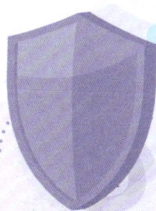

4 哪些人容易得甲状腺眼病？ 🔍

　　研究发现，某些因素会增加甲状腺眼病发生的可能性，被称为甲状腺眼病的危险因素[1]，其中一些因素无法改变，而另一些因素则可以通过各种方式改变或避免。

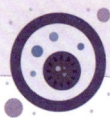

无法改变的因素

● 年龄：40 岁或以上的人群更容易患甲状腺眼病[6]。

● 性别：女性患甲状腺眼病的可能性是男性的 5 倍。

● 遗传：具有某些甲状腺眼病易感基因的患者，更容易患甲状腺眼病。

可以改变或避免的危险因素

● 长期吸烟（包括二手烟）：吸烟者患甲状腺眼病的可能性是正常人的 8~9 倍，患病风险与每日吸烟数量成正比。相较于不吸烟的甲状腺眼病患者，吸烟患者更容易发展为严重的甲状腺眼病，且对免疫抑制剂治疗的反应可能更差[7]。

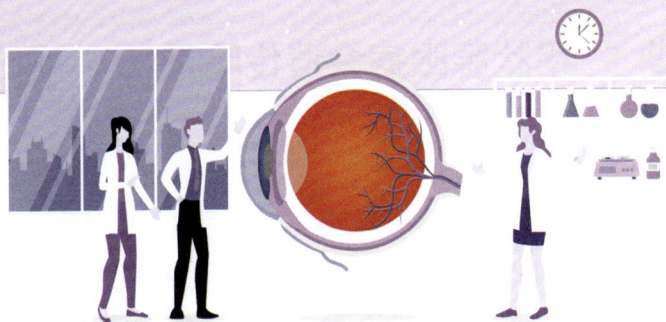

●甲状腺功能异常[7]：甲亢和甲减都是甲状腺眼病的危险因素，专家强烈推荐患者尽快恢复并维持甲状腺功能正常，避免甲状腺功能波动。

●放射性碘治疗：患者在使用放射性碘治疗后的几个月内[8]，患甲状腺眼病的风险会增加。

●高胆固醇血症：总胆固醇和低密度脂蛋白胆固醇水平升高与甲状腺眼病相关，因此需控制好高胆固醇血症。

●营养不良，缺乏微量元素（尤其是硒元素）：甲状腺眼病与氧化应激增加有关，硒元素具有抗氧化和免疫调节作用，所以缺乏硒元素会增加患甲状腺眼病的风险。补充硒元素已被医生建议作为轻度甲状腺眼病的辅助治疗手段。

●生活压力大：压力可能影响免疫系统的正常运作，使机体的免疫调节功能紊乱，从而使患甲状腺眼病的可能性增加。

5 甲状腺眼病会遗传吗？

　　研究发现，若一个人携带某些甲状腺眼病遗传基因，那么其患上甲状腺眼病的可能性就会更大[1]。即甲状腺眼病的发病受到遗传因素影响。

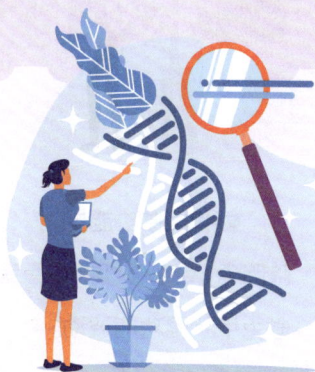

　　所谓遗传，就像您可能发现自己的双眼皮跟妈妈的如出一辙，而鼻尖的形状又和爸爸的十分相像，这就是遗传基因在起作用。甲状腺眼病的相关基因也可能从父母传递给子女，从而导致子女患病的风险增加。甲状腺眼病患者的家族中有些会有甲亢、甲减或桥本甲状腺炎患者。

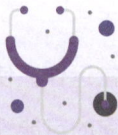

6 甲状腺眼病的发病原理是什么？🔍

甲状腺眼病的发病原理复杂，涉及多方面因素，眼眶成纤维细胞（orbital fibroblast，OF）是甲状腺眼病的关键效应细胞：OF 通常存在于肌纤维、眼眶纤维和结缔组织之间的间隙之中。在人体中有一对"坏兄弟"，作为"犯罪集团"的头目，在甲状腺眼病的发生发展过程中发挥了大作用，它们就是促甲状腺激素受体（thyrotropin receptor，TSHR）和胰岛素样生长因子 1 受体（insulin-like growth factor 1 receptor，IGF-1R），它们喜欢结合在一起形成复合体，一起"搞破坏"，刺激眼眶成纤维细胞分泌大量病理产物（透明质酸），引发炎症、水肿以及分化为肌成纤维细胞或脂肪细胞的能力增强，造成眼部脂肪堆积和眼外肌增粗等眼球结构改变，继而引发眼睑退缩、眼压增高、眼球突出、复视等临床表现，甚至造成视神经损伤。

7 甲亢患者一定会得甲状腺眼病吗？ 🔍

其实，不是所有的甲亢患者都会得甲状腺眼病。

甲亢，它的全名叫作甲状腺功能亢进症，简单理解，就是身体里的甲状腺激素"用力过猛"，分泌太多，导致全身的代谢都"乱了套"。得了甲亢之后，身体会出现一些信号，比如心慌、手抖、多汗、不耐热，女性患者还可能发现月经周期变得不规律。

甲状腺功能不正常，确实是甲状腺眼病的一个"导火索"。但这不代表甲亢就一定会和甲状腺眼病"捆绑"在一起。因为引起甲亢的病因很多，包括毒性弥漫性甲状腺肿、毒性结节性甲状腺肿、高功能腺瘤、垂体性甲亢等，其中毒性弥漫性甲状腺肿最常见，只有毒性弥漫性甲状腺肿的甲亢患者和甲状腺眼病相关。在毒性弥漫性甲状腺肿的甲亢患者中，有 26%~40% 会引发甲状腺眼病[9]。

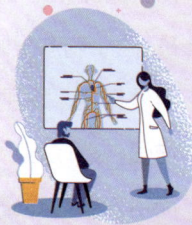

甲状腺眼病患者一定会有甲亢或甲减吗？

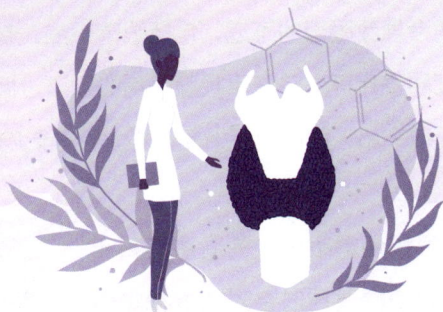

　　甲状腺眼病是一种自身免疫性疾病，与甲状腺这个器官的免疫反应密切相关，但并非所有的甲状腺眼病患者都有甲状腺功能异常[7]。90% 的甲状腺眼病患者会伴有甲状腺功能异常，这种异常包括甲亢或**甲减**；但也有 10% 的甲状腺眼病患者，不合并任何甲状腺病变，没有甲状腺病变的症状与体征，称为甲状腺功能正常型甲状腺眼病。

9 甲状腺眼病可能会有哪些严重后果？

甲状腺眼病会导致眼部的不适，包括眼睛干燥、有异物感、眼睑肿胀、眼睛红肿发痒等。随着甲状腺眼病的逐渐进展，患者会出现眼睑回缩、眼球突出、眼睛斜视、复视等，逐渐影响视力。

甲状腺眼病使得眼眶内的脂肪堆积和眼外肌水肿，病情严重时会对负责视觉传导的关键结构——视神经产生压迫，导致视力下降，看东西模糊甚至仅剩光感，影响日常生活，如无法阅读、行走时易碰撞物体等。更严重的时候，甲状腺眼病会导致角膜溃疡、穿孔和失明[1]。

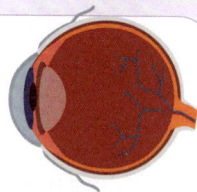

突出的眼球还会让角膜（眼球前面透明的那一层）失去眼皮的保护，更容易受到外界的伤害，比如被灰尘、小颗粒碰到。角膜一旦受伤，就像玻璃窗上有了划痕一样，很容易被细菌或者病毒感染，从而引起角膜溃疡。

如果角膜溃疡没有得到及时治疗，会越来越严重，就像玻璃窗上的划痕越来越深，最后可能导致角膜穿孔。角膜穿孔后，眼球内部的组织就会受到破坏，甚至导致失明。

单眼或双眼眼睑退缩

正常时，眼皮就像身体给眼球精心裁制的"小衣裳"，自然地遮住眼球。但在甲状腺眼病患者身上，眼皮就好像被拉起来了一样，"衣裳"仿佛短了一截，黑眼珠上方露出的眼白也多了，看上去就像"瞪眼"的模样。

眼球突出

甲状腺眼病出现眼球突出的症状时，眼睛看起来会比正常的时候更加明显、突出，就像金鱼的眼睛一样鼓着，让人一眼就能注意到这种异常。一些患者两眼的突出程度不同，出现不对称的突眼。

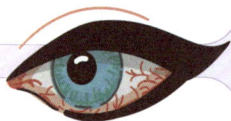

复视

甲状腺眼病患者看一个东西的时候，感觉好像看到了两个一样的东西，且两个东西位置有重叠，即出现"重影"，这就是复视。患者可能只是刚起床时有重影，过一会儿后症状消失，或者在向某个方位看时重影；病情严重者向各个方向看都有重影。

限制性斜视

例如，当患者想让眼睛往上看时，由于下方的眼外肌病变了，眼球可能只能转动一点点，或者根本转不过去，无法向上看，这就是限制性斜视。

暴露性角膜病变

眼球突出导致角膜更容易受到伤害，导致角膜发生溃疡、穿孔。

视神经病变（dysthyroid optic neuropathy，DON）

由于眼眶内的病变组织对视神经产生压迫或者牵拉，导致视神经受损，影响视力。症状包括视力下降且无法用眼镜矫正，颜色分辨力下降，有时会出现视物范围缩小。

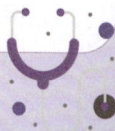

甲状腺眼病最常见的特征性表现是什么？

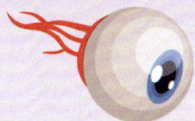

研究发现，超过 90% 的甲状腺眼病患者都会出现上眼睑退缩[6]，这是甲状腺眼病最常见的特征性表现，极大地影响患者的外观[10]。

眼睑退缩

正常人无论是在平视或者向上或向下注视时，眼睑始终能遮盖角膜，不会露出白色巩膜，甲状腺眼病患者由于眼睑退缩，导致黑眼珠周围的白色巩膜暴露，俗称"露白"。

眼球突出

尽管甲状腺眼病有很多症状需要引起注意，但最明显的症状是眼球突出，患上甲状腺眼病后，随着时间的推移，眼球后部的肌肉和脂肪组织会肿胀。这种肿胀会挤压眼球后部，导致眼球向前突出。

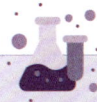

复视

甲状腺眼病会导致眼后肌肉和脂肪肿胀。肌肉发炎和纤维化会导致眼球的移动受限制。从而导致双眼看向不同的方向时，很难同时聚焦于单个物体。因此，看一个物体可能会出现上下或左右的重影。

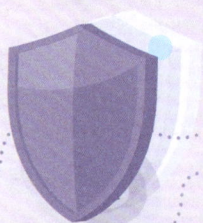

12 除了眼部症状，甲状腺眼病患者还可能出现哪些其他表现？

甲状腺眼病患者还可能出现以下表现[11]：**多伴有甲亢、甲减等甲状腺功能异常的症状，或精神心理的问题。**

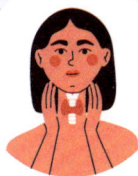

在精神、思维方面可能出现：

● 脾气大，烦躁易怒，容易激动，焦虑，抑郁。

● 淡漠（对周围的事情提不起兴趣、不关心），思维迟缓，记忆力减退，主动性丧失（做事不主动），不爱出门，懒于社交。

在代谢方面，可能出现：

● 多汗（怕热），心慌。

● 消瘦，乏力，体重减轻。

● 畏寒（怕冷）。

●脂肪堆积，水肿。"虚胖"外观，体重增加。

在消化方面，可能出现：

●多食易饿，大便次数增多，便稀。

●厌食，便秘。

在运动方面，可能出现：

●肌肉无力。

●肌肉僵硬、痉挛。

在皮肤方面，可能出现：

●潮湿，多汗，脱发。

●皮肤干燥或粗糙、松弛。有的还会出现脚踝或小腿前皮肤红肿、粗糙、硬结（胫前黏液水肿，也称"橡皮腿"）。

在生殖功能方面，可能出现：

●女性月经量减少。

●性欲减退。

第二章

揭开甲状腺眼病症状
及其背后的原因

13 为什么甲状腺眼病患者会眼球突出？

眼眶组织的充血水肿和异常增生，是导致患者眼球突出的直接原因 [11]。

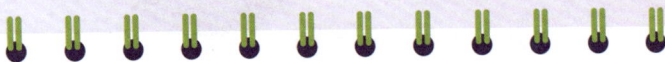

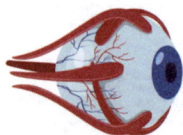

甲状腺眼病是一种与自身免疫有关的疾病。身体的免疫系统把眼眶里的一些正常组织当成了敌人，开始攻击它们。从而引起了炎症。炎症发生的时候，这些组织就像被热水泡发的海绵一样，开始充血肿胀，眼外肌变粗了，眶内脂肪细胞增生了，体积也增加了，眼眶里的空间就变得很拥挤。

当眼眶这个小空间被水肿或增生的组织塞满后，眼球就只能向骨性眼眶的薄弱区域，即向前方推挤，导致眼球突出。

眼球突出一定是甲状腺眼病引起的吗？怎么鉴别？

当我们留意到某人的眼球突出时，可别轻易就将其与甲状腺眼病画等号。虽然眼球突出是甲状腺眼病常见的外在表现之一，但这绝非它的"专利"。在复杂的医学领域中，**诸多疾病都可能引发眼球突出**，如眼眶蜂窝织炎、眼眶炎性假瘤、眼眶海绵状血管瘤和眼眶脑膜瘤、眼眶淋巴瘤等，都可以表现为眼球突出[12]。另外，一些良性情况也会表现为突眼，如近视，特别是高度近视的人，也会因其眼轴变长出现突眼；肥胖者、皮质醇增多症患者也可能因为眼眶脂肪组织增加，出现轻微突眼。

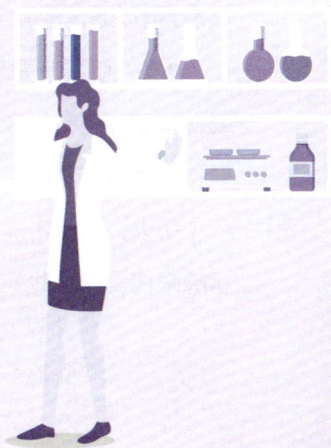

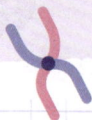

当患者出现眼球突出时，可以通过以下方式来鉴别上述疾病与甲状腺眼病。

●在这些疾病中，只有甲状腺眼病与甲状腺有着密切的联系，可以通过检验甲状腺功能或甲状腺相关抗体进行鉴别。

●眼外肌异常是甲状腺眼病的特征性表现，眼眶的肿瘤或血管瘤等也有影像学异常。因此眼眶的影像学检查非常重要，如眼眶 CT 或 MRI，可以帮助鉴别这些疾病。

所以，患者不能仅凭眼球突出一个症状就断定自己是甲状腺眼病，应及时就医，由专业医生来诊断。

为什么甲状腺眼病患者会眼睑退缩？

研究发现，甲状腺眼病患者出现眼睑退缩（通常表现为睁眼过大、眼皮闭合不全、眼白露出过多、眼睛瞪大），可能源于两种不同的情况[11]。

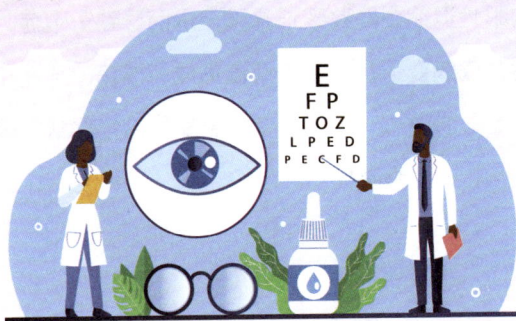

第一种情况是在疾病的早期，拟交感神经反应导致眼睑退缩。 人体里有一种神经叫作交感神经，它在身体紧张或者兴奋的时候会发挥作用，而甲状腺眼病患者由于格雷夫斯病影响，导致身体进入一种类似交感神经兴奋的状态。交感神经兴奋时会影响眼部的肌肉，就像有一股力量在把眼皮往上拉一样，导致眼睑退缩。

　　第二种情况是在疾病的晚期，眼睑纤维化导致眼睑退缩。随着病情的发展，到了晚期，眼睑里面的组织会发生纤维化。我们可以把眼睑想象成一块柔软的布，纤维化就像这块布被换成了硬邦邦的塑料布，眼睑失去了原本的弹性，无法正常闭合，导致眼睑退缩。

　　长期的眼睑退缩会导致眼球暴露，进而导致干眼症，严重时可引发暴露性角膜病变，存在角膜瘢痕形成、溃疡、穿孔和眼内炎的风险[13]，严重影响视力。因此患者需要尽早治疗甲状腺眼病，改善眼睑退缩症状，避免眼睛损伤。

为什么甲状腺眼病患者的眼部会肿胀疼痛?

　　甲状腺眼病是一种自身免疫性疾病,得了这个病的患者,**身体的免疫系统错误地攻击了眼眶内的正常组织,这会导致眼睑及眼球周围和后面的区域出现发红、肿胀和疼痛等炎症表现** [1]。并且由于病变会导致眼内血管受压,血液无法回流到心脏,滞留在眼部,也会加重肿胀 [7]。

　　在甲状腺眼病的活动期,患者通过积极用药治疗,可以使炎症消退,水肿吸收,从而有效减轻疼痛和不适感。

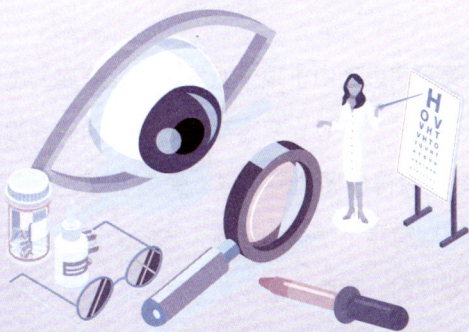

17 为什么甲状腺眼病患者会出现复视?

甲状腺眼病患者的复视,主要是由眼外肌炎症、水肿和纤维化导致眼球运动受限所引起的[1]。

正常人的眼球能够灵活地转动,是因为眼球周围有六条眼外肌。眼外肌就像小绳子,通过绳子"牵拉"控制眼球自如地向各个方向转动。

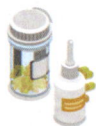

而甲状腺眼病患者由于眼外肌发生炎症病变,出现水肿、增粗表现,小绳子像被水泡过,变得又粗又肿。同时,眼外肌还会纤维化[1],使小绳子变得像硬塑料一样,失去了弹性。因为六条眼外肌病变的程度有轻有重,使得眼球各个方向的运动不协调,导致患者向某个方向凝视时,双眼不能聚焦到同一个地方,故形成复视。一旦患者出现复视,就预示着病情较严重,需要及时就诊,寻求专科医生的帮助。

18 为什么甲状腺眼病患者的视力会下降或丧失？

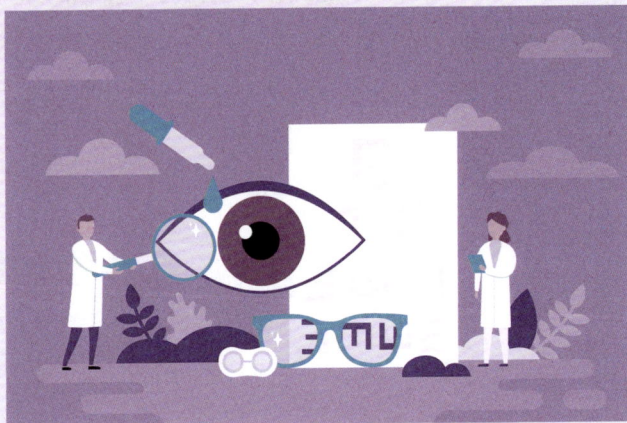

引起甲状腺眼病患者视力下降或丧失的原因是多方面的：

由于眼眶内的组织，如眼外肌和眼眶脂肪出现炎症和水肿[1]，导致眼外肌和脂肪的体积不断增加。原本眼眶就像一个小房子，眼球就位于其中，但随着眼球周围的眼外肌和脂肪水肿膨胀，就会不断挤压眼球，**导致眼球形状改变，进而影响屈光和患者视力。**越向后方，眼眶这个房子越狭窄，而眼球后方有视神经通过，眼肌和软组织肿胀严重会压迫视神经，**从而导致视力下降，**这种情况称为**压迫性视神经病变。**

　　患者会出现视野缺损，视力明显下降（不能用眼镜矫正到正常水平），色觉减退（看东西觉得颜色变暗），色觉障碍（俗称"色盲"，即对全部颜色或某些颜色缺乏分辨能力），严重者仅剩光感。同时，由于眼球过于向前突出，还会使角膜脱离眼睑的保护，从而导致患者角膜溃疡，就像照相机的镜头被磨损了，拍出的照片不清晰，患者进一步出现视物不清，视力下降。当**角膜溃疡最终进展成角膜穿孔时，就像镜头破裂，甚至会导致患者视力完全丧失。**

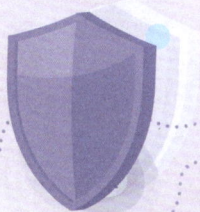

第三章

这样做，
才能准确诊断甲状腺眼病

19 医生如何诊断甲状腺眼病？

医生通常会结合患者的病史、外观等临床表现，再结合必要的检查，来帮助确诊。根据患者眼部症状异常或甲状腺相关检查异常，甲状腺眼病的确诊一般有以下几种情况[1]。

某些患者会先出现眼部症状，最常见的是单眼或双眼的**眼球向前突出，眼球变大**。

有的患者上下眼睑盖不住黑眼球，露出眼睛的白色部分，这叫作**眼睑退缩**。

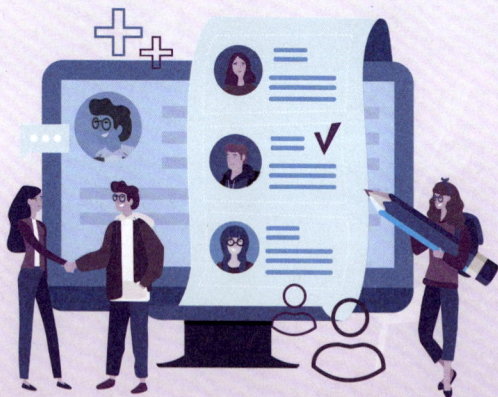

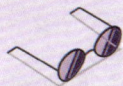

当医生让患者先向上看再向下看的时候，上眼皮落下的速度可能会比眼球转动的速度慢，这叫作**上睑迟落**。

此外，患者还可能怕光、流泪，感觉眼睛胀胀的，睡觉时眼睛也闭不上（眼睑闭合不全），这些都是较为典型的甲状腺眼病的表现。

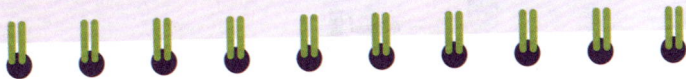

当患者出现眼睑退缩后，医生再结合必要的血液检查和影像学检查等，发现有以下三种情况之一，就可以诊断为甲状腺眼病：①甲状腺功能或甲状腺相关抗体异常；②眼球突出；③眼外肌受累。

除了上述情况，某些患者是先在体检时**发现甲状腺功能或甲状腺相关抗体检验异常**，后到医院咨询内分泌科医生。医生通过问询和望诊，结合相关检查评估眼部情况，若**发现存在以下三种情况之一，也可以确诊**：①眼睑退缩；②眼球突出；③眼外肌受累。

20 甲状腺眼病患者一定要通过影像学检查确诊吗？

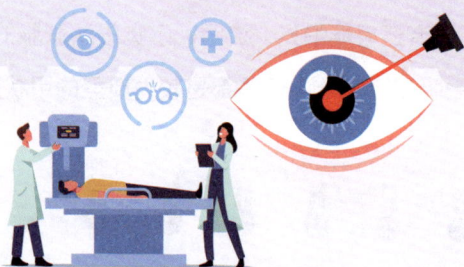

甲状腺眼病患者**不一定要通过影像学检查确诊**。

确诊甲状腺眼病，医生会综合考虑患者的病史、症状、体征、实验室检查、影像学检查等多个方面，有的患者可以通过典型的体检结果（如眼睑退缩和眼球突出），结合检验结果（如甲状腺功能异常）来确诊甲状腺眼病，不一定需要结合影像学检查结果 [11]。

但以下情况需完善影像学检查：①临床症状或检验结果不典型，不能明确甲状腺眼病诊断的患者，则可能需要通过影像学检查来辅助诊断。②眼病表现为中重度以上，需要进一步治疗者，应当进行影像学检查，以进一步排除其他引起突眼或眼部症状的疾病，以免误诊、误治；辅助判断病情严重程度和活动性，预测治疗效果。

21 甲状腺眼病患者做检查应该选 CT 还是 MRI？

甲状腺眼病患者做影像学检查时，应该选择做眼眶计算机断层扫描（computed tomography，CT）还是磁共振成像（magnetic resonance imaging，MRI）？患者应该遵循医生的建议，医生会根据疾病的情况和检查的需要来做出选择[13]。**CT 和 MRI 在眼病的诊断和病情评估中各有特色和优势。**

CT：检查的费用相对便宜；设备普及度高（许多基层医院也可开展检查）；**CT 能判断眼肌增粗、眼球突出程度，眶后的神经和血管情况，尤其在评估视神经受压情况上，有重要的参考价值。**此外，CT 也常用于眼眶减压术前的眼部情况评估。

MRI：具有出色的识别眼部肌肉水肿情况的功能，能显示泪腺和软组织肿胀、炎症情况。**非活动期和活动期甲状腺眼病的 MRI 成像不同[1]**，可以帮助医生判断甲状腺眼病患者是否处于活动期，有助于后续治疗方案的选择。此外，多模态 MRI 的多种定量参数，在甲状腺相关性眼病的分期中也具有临床价值。但 MRI 费用较 CT 更高、检查耗时较长，且对眼部骨壁的显示清晰度欠佳。

22 甲状腺相关指标检查必须要做吗？🔍

　　甲状腺功能和甲状腺相关抗体的检查，对于诊断和治疗甲状腺眼病都很有价值。检验单中的促甲状腺激素受体抗体（anti-TSH receptor antibodies，TRAb）和血清促甲状腺激素（thyroid-stimulating hormone，TSH）水平等，都与疾病的改善密切相关，也是医生评估病情的重要依据。

　　在诊断方面：甲状腺相关指标是医生评估甲状腺眼病的关键依据之一。甲状腺眼病患者或以甲状腺功能异常为首发症状，或以眼部症状为首发症状，即便是对于以眼部症状首发的患者，尽管最开始其甲状腺相关检查结果可能是正常的，但随着时间的推移，甲状腺功能也有可能出现异常[14]，这部分人群定期检查甲状腺功能也是非常重要的。同时，甲状腺自身抗体促甲状腺受体抗体与眼病发生密切相关，需要同时进行检测。

在治疗方面：研究发现，甲状腺功能恢复正常与甲状腺眼病眼部症状改善有关[1]。医生通常建议在患者的治疗过程中维持甲状腺功能的稳定，甲状腺功能无论亢进还是低下，均可伴有各种抗体产生，这些抗体可导致眼部出现炎性反应[15]，影响治疗效果。因此，在治疗过程中定期监测甲状腺相关指标，对于维持治疗的有效性具有重要意义。

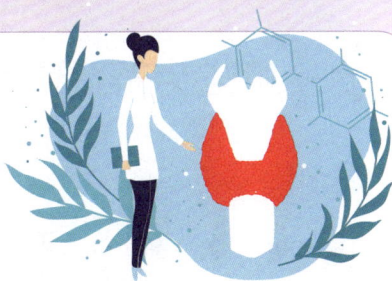

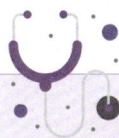

23 哪些疾病容易与甲状腺眼病混淆？🔍

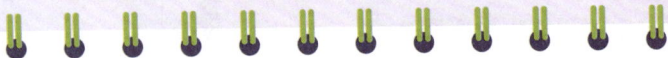

甲状腺眼病是一种与甲状腺疾病相关的眼眶后自身免疫性疾病，常伴有炎症反应，表现为眼部的肿胀、疼痛，眼睑、结膜、泪阜的红肿以及突眼。而某些眼部急性炎症性疾病（如眼眶肌炎、眼眶蜂窝织炎和巩膜炎）也会产生类似症状[11]，容易与甲状腺眼病混淆，需要注意鉴别，以免误诊。眼眶后肿瘤或血管畸形也能导致突眼。

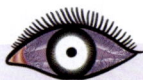

比如，当眼部肌肉发生炎症时，可导致眼球无法正常运动，可能同时伴有疼痛和复视。当眼部发生感染导致眼眶蜂窝织炎时，感染可能侵犯到眼眶内组织结构，导致疼痛，影响视力。当巩膜（眼球外层的白色部分）发生炎症时，也会导致疼痛，影响视力。

眼眶肿瘤包括良性和恶性肿瘤，如脑膜瘤、神经鞘瘤、淋巴瘤等，可能导致眼球突出。眼眶动静脉畸形也可能导致眼球突出。

在临床上，医生通常会通过甲状腺功能和相关受体检查、影像学检查，以及评估眼球突出、眼睑退缩等眼部表现来鉴别这些疾病，为患者明确诊断。

第四章

了解疾病发展，
学会分期分级

24 甲状腺眼病典型的疾病发展过程是怎样的？

与其他疾病不同，甲状腺眼病是一种非常"个性化"的疾病，每个患者的发病原因、发展进程和具体情况都不太一样，这也使得其不易被鉴别，从而得到及时的诊疗。其相对典型的发展过程如下：

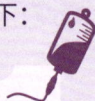

甲状腺眼病**最初以炎症表现为特征的急性期，也称为活动期**，患者会经历一个较为迅速的恶化过程，**主要表现为眼部组织的红、肿、痛**。部分患者症状较为严重，会**出现眼球突出、眼睑退缩、复视等情况**，这一阶段通常持续 18~24 个月 [6]。

随后甲状腺眼病的活动性逐渐减退，进入相对的静止期，以红、肿、痛为特征的炎性情况逐步减弱，最终经过 18~24 个月的时间，病情稳定达到静止期。

需要提醒的是：**疾病进入静止期时，炎症表现虽会有所改善，但活动期遗留的眼部症状如眼球突出、眼睑退缩、复视等情况不会恢复** [8]。此外，若危险因素并未得到有效控制，处在静止期的患者仍然有可能回到活动期 [16]。因此，**在急性期进行尽早、及时、有效的干预治疗是十分必要的**。

甲状腺眼病的活动期和静止
期分别是什么?

活动期和静止期是甲状腺眼病发
展过程中两个比较典型的疾病时期。

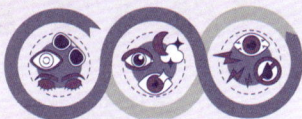

　　当患者处在甲状腺眼病的活动期时,眼部的炎性反应非常活跃,
在此期间,成纤维细胞不断增殖和脂肪化。这些炎性细胞在不该建
房子的地方"大兴土木",比如,它们会跑到眼睑的皮下组织、上
睑提肌、泪腺、眼外肌以及眼眶内的脂肪等部位"折腾建房",使
得这些部位出现大量细胞外基质沉积,出现眼外肌增粗、脂肪堆积、
新生血管形成等[1],最终导致眼部出现典型的表现,比如肿胀、复
视和眼球突出等症状[17]。

　　当甲状腺眼病患者处于静止期时,炎性反应不再那么活跃,此
时疼痛肿胀症状也有所减轻,但是炎性细胞之前在眼眶中留下的一
堆"违建房"还在,这些不易清除的组织,就像伤口愈合后会留下
瘢痕一样,会导致眼眶内的肌肉等组织失去以往正常的弹性,也称
为纤维化。导致眼睛的功能不易完全恢复,仍然存在持续性眼球突
出和复视等情况[17]。

26 为什么诊疗甲状腺眼病时要分活动期和静止期？

甲状腺眼病患者的活动期与静止期属于疾病进展的不同阶段，其治疗目标和策略是不同的，区分活动期和静止期可以帮助医生更准确地制订药物方案，选择手术时机，评估长期预后[1]。

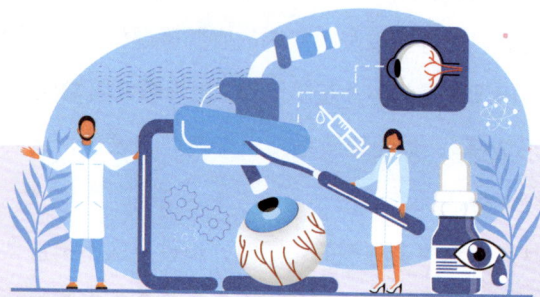

●活动期往往在发病初期，此时炎性细胞活跃，成纤维细胞不断增殖和纤维化，使用药物（如激素、免疫抑制剂、生物制剂等）进行抗炎治疗及眼眶放疗效果良好，此时的**目标应该是有效缓解炎症带来的一系列红、肿、痛症状，延缓其向突眼、复视发展，并平稳过渡到静止期**。

●静止期通常在发病后期，此时病情趋于稳定，若遗留了不可逆转的眼部变形，**可以采用手术及其他治疗方式纠正。**

●医生需要根据疾病所处的分期来选择合适的治疗方案，以达到最好的治疗效果，**在活动期越早进行干预治疗，越能显著降低疾病最终的严重程度。**

●活动期的患者一般不考虑手术，除非病变已经威胁到视力，有失明风险。静止期的患者如果没有手术禁忌证，有必要的情况下，可以考虑手术治疗来矫正眼部症状（如斜视等）。**医生通过区分患者处于活动期或静止期，来选择恰当的手术时机。**

●在治疗过程中，医生随访和评估治疗效果的参考标准之一，就是患者是否处于活动期。因此区分患者病情是处于活动期或静止期，还可以帮助评估预后。

27 甲状腺眼病从活动期发展到静止期需要多长时间？

与其他疾病不同，甲状腺眼病与身体免疫系统密切相关，是一种非常"个性化"的疾病，这也表现在疾病的发展时间上。研究发现，从**活动期到静止期**，有的患者可能短至数周，也有患者可能长达 5 年，大多数患者需要经历 18~24 个月的疾病活动期，然后逐渐进入非活动期[7]。

需要提醒的是，**处于甲状腺眼病活动期的患者，应及时进行积极治疗，加快从活动期进入静止期的进程，从而减轻疾病的严重程度。**此外，应该尽量好好休息，调整好心态，保证充足的睡眠，饮食健康，避免熬夜，不要抽烟喝酒，积极干预危险因素，以促进恢复。

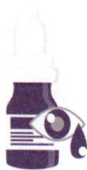

甲状腺眼病可以从静止期再回到活动期吗？

当甲状腺眼病进入静止期，以红、热、痛为主的炎性症状可能会改善或消失。但瘢痕、突眼和复视可能仍然存在。此外，**甲状腺眼病是一种持续性自身免疫性疾病，若没有积极控制危险因素，静止期可能会出现新症状或现有症状恶化，或者再次回到活动期并反复发作**[14]。

甲状腺功能异常、吸烟、放射性碘治疗、中重度甲状腺眼病患者不恰当中止治疗[13]、怀孕、压力等可能会增加甲状腺眼病复发的风险。

甲状腺眼病是一种复杂的疾病，为了达到更好的治疗效果，减少复发率，医生建议患者应该建立并坚持健康的生活方式[18]。其中包括：

● 戒烟：研究发现吸烟会加重病情，增加复发率。

● 加强体育锻炼：患者长期看电脑、手机和各类文件，可引起眼部不适和视疲劳，缺乏活动易导致抵抗力、免疫功能低下，应该加强户外运动和体育锻炼，

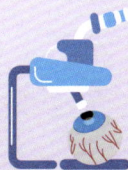

提高身体素质，注意用眼卫生。

●放松精神、规律生活：患者因为合并干眼症等眼部不适，以及突眼等症状，导致外貌改变，尤其在久治不愈的情况下，容易出现精神紧张，甚至导致抑郁症。此时应该充分了解甲状腺眼病的相关知识，增强治疗的信心，配合医生治愈甲状腺眼病。

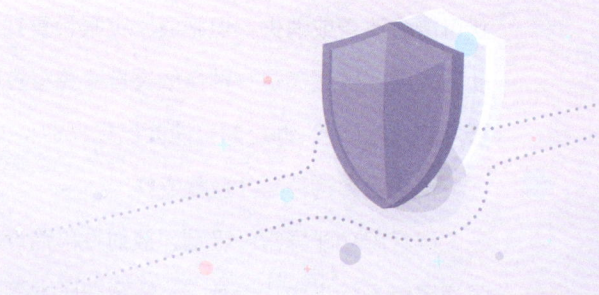

29

CAS 评分是什么？

临床活动性评分（clinical activity score，CAS）是医生评估甲状腺眼病病情的"小助手"，它有两个作用：

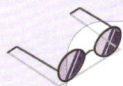

- **当患者初次到医院就诊，医生可以根据 CAS 评分，相对准确地评估患者的病情是处于活动期还是静止期，这对治疗方案的选择非常重要。**

- **CAS 评分也可以在治疗随访过程中评估治疗效果。**

那么，医生究竟如何具体使用 CAS 评分呢？

对于第一次来就诊的患者，CAS 评分包括 7 项标准，患者满足一项就积 1 分，总计达到 3 分或以上，表示正处于疾病的活动期[1]。

这 7 项标准包括以下内容：

- 自发性眼球后疼痛：患者感到眼球后方（在没有遇到外界碰撞之类外部原因的情况下）出现疼痛。

- 眼球运动时疼痛：当转动眼球，比如向左看、向右看、向上看或者向下看的时候，眼球感觉疼痛。

- 眼睑充血：眼睑就是我们俗称的眼皮，充血的时候眼睑内部血管里的血液变多，眼睑的颜色比脸部其他皮肤红。

●眼睑水肿：眼睑变肿了，就像被小虫子叮了或睡前喝太多水一样，眼睑肿起来，可能会感觉上眼睑沉重，甚至会影响睁眼；下眼睑肿表现为眼袋很重。

●结膜充血：结膜是覆盖在眼球表面和眼睑内面的一层薄膜。当它充血的时候，眼球看起来会发红，眼球表面可能布满红血丝。

●结膜水肿：结膜变肿了，就像有液体在结膜下面堆积，让结膜看起来鼓鼓的，患者此时可能会感到眼睛里有异物。

●泪阜肿胀：泪阜在眼睛的内眼角处，它肿起来的时候，内眼角会有一个小鼓包。

对于正在接受治疗或随访的患者，做 CAS 评分时，会在上述 7 项标准的基础上再增加 3 项评估标准，患者满足一项就积 1 分，总计达到 4 分或以上，表示正处于疾病的活动期。增加的三项内容如下：

●眼球突出：最近 1~3 个月内，患者眼球突出增加 2mm 及以上。

●视力下降：最近 1~3 个月，看视力表读数下降一行及以上。

●眼球运动障碍：眼球运动出现问题，无法灵活转动。

需要指出的是，CAS 评分的准确度依赖于患者对疾病感受的回答，患者和医生充分交流，对疾病做出真实准确的反馈，可帮助医生准确评估病情。

评估疾病严重程度对于甲状腺眼病的治疗非常重要。

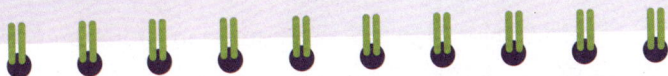

●评估甲状腺眼病患者的严重程度，有助于医生判断患者当前或未来视力是否会受损，视力受损将极大地影响患者的日常生活，降低生活质量[6]。

●和判断疾病的分期一样，评估疾病的严重程度，也是医生制订不同治疗方案的关键依据[1]。通过准确评估严重程度，能够使医生制订的治疗方案更加合理、有效。

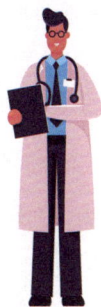

31 如何对甲状腺眼病的严重程度进行分级？

有三种分级方法可以帮助医生对甲状腺眼病的严重程度进行评估，以欧洲 Graves 眼病专家组（European Group on Graves' orbitopathy，EUGOGO）分级为例，医生通常将甲状腺眼病的严重程度划分为以下三级：

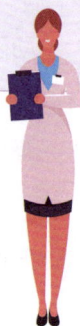

轻度甲状腺眼病： 此阶段症状对患者的日常生活影响较为轻微，患者可能出现以下一种或多种表现：

o 眼睑轻微退缩（＜ 2mm）。

o 软组织轻微受累。

o 眼球轻微突出（较同种族人突眼度正常值上限增加＜ 3mm）。

o 短暂出现看东西重影，或者也可能没有重影。

o 因角膜暴露引发的眼干等症状，使用眼药水等润滑剂能得到改善。

中重度甲状腺眼病：这时疾病虽尚未威胁到患者的视力，但已给患者的日常生活造成较大影响，一般会有以下一种或多种表现：

o 眼睑退缩情况加重（≥ 2mm）。

o 软组织（眼睑、结膜、泪阜和皱襞）中度或重度受累。

o 眼球突出更为明显（较同种族人突眼度正常值上限增加程度≥ 3mm）。

o 看东西存在重影现象。

极重度甲状腺眼病：到了这个阶段，疾病已然威胁到患者的视力，通常还会呈现以下一种或多种表现：

o 压迫性视神经病变，也就是病变对传导视力的神经造成压迫。

o 角膜破损。

o 眼球半脱位，即严重的眼球突出，造成眼球前半部分突出于眼眶外。

需要指出的是，医生对严重程度的准确分级，也依赖于患者对疾病感受的回答，患者一定要和医生充分交流，做出真实准确的反馈，帮助医生准确评估病情。

32 如何判断甲状腺眼病的病程处于哪个阶段？

考虑到甲状腺眼病较为复杂，患者应咨询专业医生以准确评估病情。以下方法可以帮助患者进行简单的自我评估，以观察疾病的变化，必要时及时就医[1]。

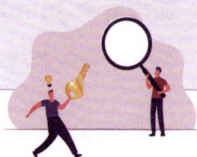

外表方面

o 眼球突出：平日里，可以借助镜子观察眼球的突出状况。如果察觉到在一段时间内，眼球开始突出且突出程度愈发严重，就要特别注意了，这可能是疾病加重的表现，需要及时就医。

o 眼睑退缩：站在光线充足的镜子前，保持头部正直，双眼平视前方。观察上眼睑与角膜（黑眼球）上缘的距离。如果上眼睑退缩，黑眼球上方的巩膜（眼白部分）暴露增多。可以采取同样的方法来观察下眼睑。出现眼睑退缩可能是疾病加重的表现，需要及时就医。

o 结膜充血：结膜是覆盖在眼球表面和眼皮内面的一层薄膜。它充血的时候，眼球看起来会发红，眼球布满了血丝，这可能是疾病活动期的表现。

o 泪阜肿胀：当患者照镜子时，发现自己的内眼角鼓起了一个小包，这可能是疾病活动期的表现。

症状方面

o 疼痛，肿胀，眼球运动受限，视力下降，这些可能是疾病活动期的表现，建议及时就医。

o 复视：看东西出现重影，这可能是疾病严重程度在发展，需要及时就医。

o 视力：看不清东西，视力下降且佩戴眼镜也不能改善。

o 色觉：觉得看东西颜色暗淡或颜色发生变化，或两眼看到的颜色不同。

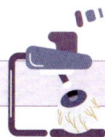

发病时间方面

o 如果最近几周或几个月才开始出现眼部的炎症症状，如疼痛、水肿、充血等，一般来说，处于活动期。如果疾病已经一年以上，且炎症症状消退，就可能已经进入了静止期。

再次郑重提醒，患者的自行判断只能作为初步评估。一旦发现上述异常情况，务必立刻前往医院就诊，以便获取准确的诊断结果并进行治疗。

33 如何相对准确地自我评估病情？ 🔍

　　甲状腺眼病的病情评估需依赖医院里精密的仪器检测，这里可以提供一些小办法，帮助患者相对准确地自我评估病情，以观察病情的变化[1]。

视力监测

　　在家准备一张视力表，便可定期自行测量视力。重点留意近期看视力表读数有无下降一行及以上的情况。

复视观察

　　在日常活动中，患者可以留意自己看东西的情况，尤其是看有明确轮廓的物体，如书本上的字、远处的电线杆等。如果在看东西时，会把一个物体看成两个，或看到多个重叠的影像，这就是复视。可以记录复视出现的频率，是偶尔出现还是经常出现。偶尔出现的复视可能提示病情处于轻度阶段，而频繁出现的复视，特别是在不同的注视方向都出现复视，就可能意味着病情已经发展到中重度阶段。

第五章

科学治疗甲状腺眼病

34 如何选择甲状腺眼病的治疗时机？ 🔍

甲状腺眼病的治疗，贵在"早"。

早筛：毒性弥漫性甲状腺肿患者中，有三分之一后期会发展为甲状腺眼病，这些患者在定期随访时，应主动告诉医生是否有眼部症状的异常，进行疾病的早筛早检[2]。其他甲状腺相关疾病患者若有任何眼部症状，也需要尽早到医院进行筛查、诊断。

早治：甲状腺眼病是一种慢性疾病，疾病过程相对较长，病情变化存在很大程度上的不确定性。在甲状腺眼病早期活动期，自身免疫反应中的炎性细胞活跃，导致眼外肌肥大、眼部疼痛、肿胀等表现。此时应该尽快到内分泌科或眼科就诊，采取相应的治疗，降低体内的炎症，让其相对快速地稳定下来，阻止症状进一步恶化，避免疾病危及视力[1]。

不必过于担心得了甲状腺眼病之后，眼睛就无法恢复正常了。只要早筛查、早发现、早治疗，大部分患者都可以得到眼部外形上的改善和视力的恢复。

甲状腺眼病的治疗方法有哪些？

甲状腺眼病的治疗方法主要包括药物治疗、眼眶放射治疗和手术治疗[1]。

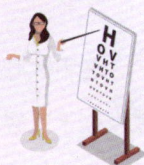

药物治疗： 主要包括糖皮质激素、生物制剂和传统免疫抑制剂治疗。其中替妥尤单抗是目前唯一一款被批准用于治疗甲状腺眼病的药物，它属于胰岛素样生长因子 1 受体 (insulin-like growth factor 1 receptor，IGF-1R) 单抗类药物，能够同时改善突眼和复视，目前，这类药已在我国上市，为甲状腺眼病患者的治疗带来新的选择。

放射治疗： 经药物治疗未能有效控制的中重度活动性甲状腺眼病，可以使用放射治疗。

手术治疗： 包括眼眶的**眼眶减压手术、斜视的矫正手术以及眼睑退缩的矫正手术**等，主要是为了矫正患者的眼球突出，缓解视神经的压迫，矫正斜视及眼睑的退缩。

当患者需要选择治疗方法时，应向专业的眼科医生进行咨询。医生会依据患者病情进行全面评估，为患者制订个性化的治疗方案，以达到最佳治疗效果。

36 甲状腺眼病处于活动期怎么治疗？ 🔍

在甲状腺眼病处于活动期时，炎性细胞活跃，这个阶段的治疗重点在于减轻炎症，抑制成纤维细胞增殖和脂肪化，主要运用糖皮质激素、生物制剂和传统免疫抑制剂等方法治疗。

糖皮质激素价格较低，可及性强，是目前临床上使用最多的治疗方法，可以减轻甲状腺眼病患者的炎症症状，但在改善眼球突出和复视方面并未显示出显著疗效 [20]。此外，由于糖皮质激素作用于全身，可能会带来一些不良反应，如急性肝损伤、血压升高、血糖水平升高、电解质紊乱（如低钾血症）、消化道溃疡和出血、骨质疏松、股骨头坏死、精神异常或感染等，所以医生会严格把握糖皮质激素的使用剂量，当患者可能出现上述不良反应时，应立即向医生汇报。

生物制剂是新兴的甲状腺眼病治疗方法，其有效性正逐步得到国内外多项研究的验证，这包括替妥尤单抗、利妥昔单抗和托珠单抗等靶向药物。其中，**替妥尤单抗是目前唯一一款被批准用于治疗甲状腺眼病的药物，且能够有效改善突眼和复视的生物制剂，且被国外专家共识推荐为伴有显著突眼或复视的中重度活动期甲状腺眼病患者的首选治疗方法。**利妥昔单抗是去除 B 淋巴细胞抑制炎症反应的治疗药物，托珠单抗是针对炎症因子 IL-6 的阻断性治疗药物，两者都有减轻患者炎症的作用，但尚未被批准用于甲状腺眼病的治疗。

常用的**传统免疫抑制剂包括吗替麦考酚酯、环孢素、甲氨蝶呤和硫唑嘌呤**等，通过抑制免疫反应而减轻炎症，但这些药物**尚未获批用于治疗甲状腺眼病**。

在药物治疗时，倘若病情进一步发展，严重危及患者视力，使患者可能面临失明风险，那么此时治疗的当务之急便是迅速解除视力所面临的威胁，全力保住患者视力。这种紧急状况下，就得采取手术治疗[6]，例如通过眼眶减压手术等方式，为视神经"减压"，避免因视神经持续受压而导致不可挽回的视力下降甚至失明。

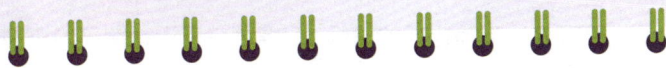

> 需要提醒的是：活动期及时进行治疗干预，可以减轻甲状腺眼病进入静止期的症状，其核心目的是抑制体内炎症活动，使患者的病情尽快稳定下来，防止症状持续恶化[21]。

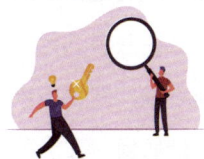

37 甲状腺眼病处于静止期怎么治疗？🔍

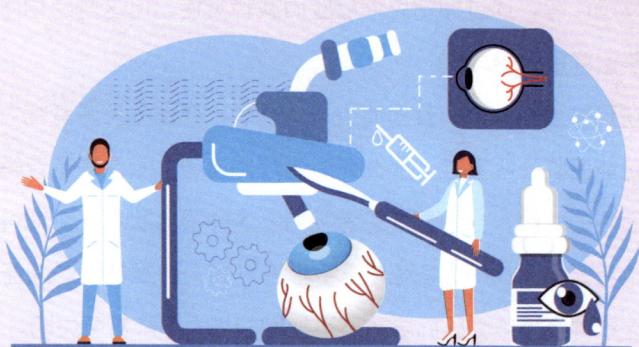

甲状腺眼病处于静止期的时候，病情相较于活动期已趋于稳定，炎症活动逐渐平息。**治疗目的以改善患者症状如突眼、斜视、复视为主**[1]。

倘若在此阶段，患者存在眼球突出、斜视或眼睑畸形等问题，并且这些状况已经影响到患者的外观形象、视觉功能乃至日常生活质量，那么在患者满足手术治疗的各项指标时，便可考虑依次进行**眼眶减压手术、斜视手术、眼睑退缩矫正术等康复性手术**，以改善患者的生活质量[6]。

此外，也有研究表明，IGF-1R 抗体也可能改善慢性或低活动性甲状腺眼病患者的眼球突眼度，其疗效不受疾病病程及活动性的影响。

轻度甲状腺眼病怎么治疗？

轻度甲状腺眼病症状常常可以自发缓解[1]，不用特别采取治疗措施。对于疾病尚未影响到生活质量的患者，建议到医院进行定期随访，评估病情的变化。同时积极治疗甲亢，维持甲状腺功能正常，控制疾病的危险因素（比如戒烟、戴墨镜、限盐等），也可以采取支持措施如使用滋润型眼药水缓解干眼症状[6]。

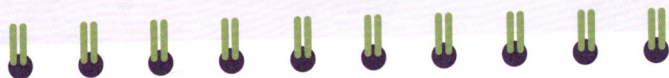

需要提醒的是，**一旦甲状腺眼病对患者的生活质量造成了影响，或在随访评估中发现疾病在不断进展，就要积极采取治疗措施，促进疾病缓解，改善患者生存质量。**

另外，**建议伴有甲亢的轻度甲状腺眼病患者适量补充微量元素硒。**硒是一种抗氧化剂，可能具有抗炎和免疫调节作用。研究发现，硒可能对轻度甲状腺眼病的患者有益，每日口服一定剂量的硒并坚持 6 个月，可以改善患者的眼部情况和生活质量[8]。

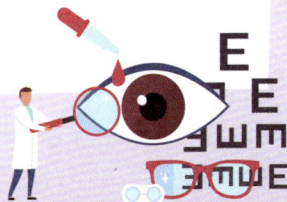

39 | 中重度甲状腺眼病怎么治疗？

中重度甲状腺眼病患者若不接受治疗，几乎无法完全恢复正常[8]，虽然没有立即失明的风险，但眼部症状会对患者的生活质量产生显著影响[22]。所以中重度甲状腺眼病患者需要积极采取治疗措施，促进疾病缓解，改善生活质量。

若疾病处于活动期，医生会在排除禁忌证后，选择糖皮质激素静脉冲击治疗或替妥尤单抗治疗[1]。如果治疗无效或不耐受，医生还会启用其他方式联合治疗[23]。

若疾病处于静止期，医生会对病情进行评估，决定是否需要手术治疗（比如眼眶减压术、眼睑退缩矫正术、斜视矫正术）或使用替妥尤单抗治疗。

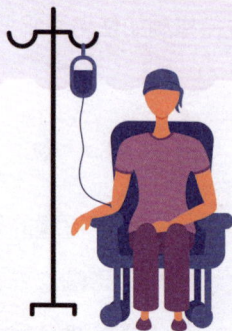

极重度的甲状腺眼病，如压迫性视神经病变（也就是病变对传导视力的神经造成压迫）、角膜破损、眼球半脱位（严重的眼球突出造成眼球前半部分突出于眼眶外）的患者，病情已十分严重，威胁视力[6]，有失明风险。必须马上到医院就医，以获得专业的治疗[1]。

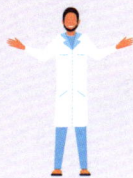

首选糖皮质激素静脉冲击治疗，此时情况较危急，治疗 1~2 周时医生会评估疗效，**如果治疗无效或不耐受糖皮质激素，医生会迅速评估手术指征，采取相应的手术治疗。**

如果治疗有效，则继续完成激素序贯治疗，因激素总剂量不能高于 8g，如果达到激素疗程后眼病仍处于活动期，医生会采取生物制剂、免疫抑制剂、眼眶放射治疗等方法。如果治疗仍然无效或不耐受，医生会评估手术指征，采取相应的手术治疗。

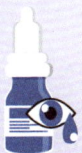

第六章

甲状腺眼病的药物治疗

41 治疗甲状腺眼病的药物有哪些？🔍

　　治疗甲状腺眼病的药物主要包括糖皮质激素、生物制剂和传统免疫抑制剂等。

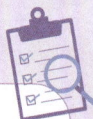

　　糖皮质激素：适用于中重度和极重度活动期甲状腺眼病的治疗，能够减轻眼睑、泪腺等眼眶周围组织炎性反应，改善眼外肌水肿等症状。但对突眼和复视的改善作用有限。

　　生物制剂：是新兴的甲状腺眼病治疗方法，包括替妥尤单抗、利妥昔单抗和托珠单抗等靶向药物。其中，替妥尤单抗是目前唯一一款具有甲状腺眼病适应证，且能够同时改善突眼和复视的生物制剂，可显著降低中重度活动期甲状腺眼病的眼球突出度和临床活动性评分（clinical activity score，CAS），缓解眼睛疼痛，充血和水肿等症状，改善突眼、复视症状，提高生活质量评分。利妥昔单抗是去除 B 淋巴细胞抑制炎症反应的治疗，减轻炎症症状，但对突眼和复视无明显疗效。托珠单抗是针对炎症因子 IL-6 的阻断性治疗，能减轻患者炎症，降低 CAS 评分，对改善突眼有一定作用。

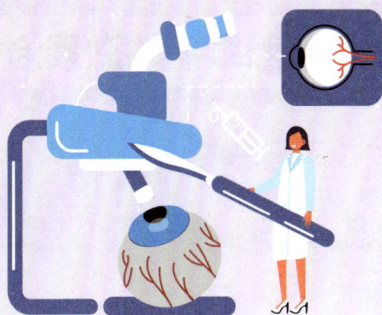

传统免疫抑制剂： 包括吗替麦考酚酯、环孢素、甲氨蝶呤和硫唑嘌呤等[1]。联合糖皮质激素治疗可用于合并严重眼部软组织病变、严重眼球突出或复视的病情复杂的甲状腺眼病，可降低中重度活动期甲状腺眼病的 CAS 评分，改善眼睑肿胀、眼痛等症状，提高生活质量。

当患者需要进行药物治疗时，一定要及时咨询专业医生，医生会对病情进行详细检查和综合评估，制订个体化的治疗方案，以获得最佳的治疗效果[24]。

42 什么是甲状腺眼病的激素治疗？🔍

甲状腺眼病的激素治疗是指应用糖皮质激素治疗，糖皮质激素具有强大的抗炎和免疫抑制作用[2]，能够减轻眼睑、泪腺等眼眶周围组织炎性反应，改善眼外肌水肿等症状。主要对象是处于甲状腺眼病活动期的中重度患者。激素治疗的目的是减轻患者眼部的炎症反应和水肿，缩短活动期时间，早日进入静止期。需要指出的是，激素治疗尤其是糖皮质激素的静脉冲击治疗，可能存在诸多不良反应，应由医生准确评估风险后进行[1]。

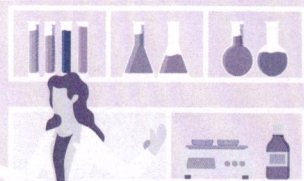

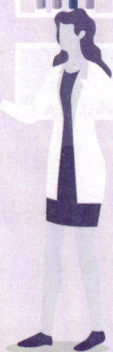

甲状腺眼病的激素治疗，有静脉注射、口服和局部注射三种方法，它们主要区别如下[1]：

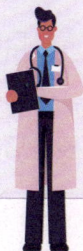

适应证不同

中重度和极重度活动期甲状腺眼病，首选糖皮质激素静脉冲击治疗。

糖皮质激素口服治疗用于眼眶放射治疗或其他传统免疫抑制剂的联合治疗。

局部糖皮质激素注射治疗适用于以眼睑症状或单条眼外肌增粗为主要表现的早期活动期甲状腺眼病[25]。

用药的剂量和疗程不同

静脉注射通常采用冲击疗法来治疗严重的患者，剂量较大，疗程一般为 3 个月。

糖皮质激素口服剂量通常较小，疗程一般为 4~6 个月。

局部注射剂量也较小，疗程一般为 3 个月。

不良反应风险不同

静脉注射激素耐受性良好，与口服激素相比，引起的严重不良反应较少。

口服激素的全身不良反应风险更高[13]。

局部注射与口服和静脉注射相比，无全身不良反应，主要是局部的不良反应。

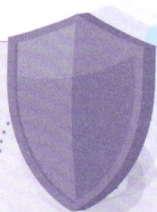

44 激素治疗有哪些不良反应？

　　甲状腺眼病患者长期或大剂量应用激素治疗，可能会出现多种不良反应，使用激素的方式不同，可能会出现不同的不良反应[1]。

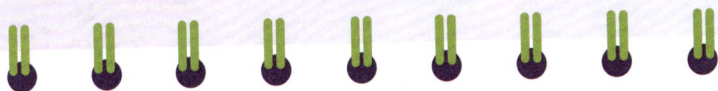

　　静脉激素冲击治疗可能会导致肝功能损伤、血糖异常、血压异常、血脂异常、血钾降低、骨质疏松和感染等。

　　长期糖皮质激素口服治疗的不良反应发生率高于静脉冲击治疗，可能会出现药源性库欣综合征（如向心性肥胖、满月脸、痤疮和多毛等）、糖尿病病情加重、骨质疏松、自发性骨折或骨坏死、女性月经紊乱、男性阳痿等。

　　局部注射可能出现局部皮下组织萎缩、局部药物沉积、眶压增高等不良反应，极少数患者有动脉栓塞等严重并发症的风险。

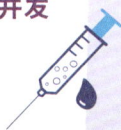

　　因此，患者在应用激素治疗时，需要配合医生，严格把控激素的使用剂量，密切检测肝功能、血糖、血压等各项生理指标，以及时调整治疗方案，避免或减少激素带来的不良反应。

45 为什么激素治疗有这么多的不良反应？

激素治疗是一把双刃剑。糖皮质激素在治疗甲状腺眼病的同时，也会产生许多不良反应，主要原因如下[25]：

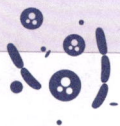

影响人体代谢

糖皮质激素作用于全身，长期使用可以影响身体代谢，导致糖代谢紊乱、脂肪代谢紊乱、蛋白质代谢紊乱等，出现血糖升高、向心性肥胖等不良反应。

抑制炎症反应

糖皮质激素具有强大的抗炎作用，可以减轻甲状腺眼病的症状。但是炎症反应也是身体对抗细菌、病毒的防御武器。患者使用糖皮质激素抑制炎症反应时，容易出现感染，且遇到外伤或手术后伤口愈合变慢。

影响中枢神经系统

糖皮质激素可以导致大脑兴奋性增加。

所以，在使用糖皮质激素治疗甲状腺眼病时，一定要严格遵照医嘱，尽量避免或减少激素带来的不良反应。

46

治疗甲状腺眼病的生物制剂有哪些？其原理分别是什么？

生物制剂主要包括替妥尤单抗、利妥昔单抗、托珠单抗这三类[1]。它们发挥作用的原理分别如下：

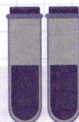

替妥尤单抗

促甲状腺激素受体（TSHR）和胰岛素样生长因子[1]受体（IGF-1R）在甲状腺眼病发病过程中发挥重要作用。它们喜欢结合在一起形成复合体，一起出动"搞破坏"，刺激"眼眶成纤维细胞"增殖和脂肪化，并且使它分泌透明质酸。透明质酸就像"生活"在眼外肌里的居民，它们特别喜欢"水分子"，可以和数倍于自身质量的水分子结合变成"巨无霸"[7]。透明质酸一多，就会造成眼外肌水肿，体积可能增大至正常大小的数倍。这些会造成眼部脂肪堆积和眼外肌增粗等眼球结构改变，进而引起眼球突出。

而替妥尤单抗可以与 IGF-1R 结合在一块，使它无法形成复合体去刺激眼眶成纤维细胞病变，抑制了成纤维细胞增殖和脂肪化，这样可以显著减轻炎症反应，改善患者的突眼、复视等症状。

利妥昔单抗

免疫系统里的 B 细胞参与了甲状腺眼病的发病过程。B 细胞可以像信使一样给 T 细胞发送"信件"（B 细胞的自身抗原），要求 T 细胞分泌 TNF 等细胞因子，促使甲状腺眼病发生发展；同时 B 细胞还可以变成浆细胞，产生自身抗体，识别并攻击眶内的脂肪组织，导致患者出现疼痛、肿胀等炎症表现。

利妥昔单抗可以像导航一样精准定位 B 细胞抗原 CD20，阻止它传递信息，治疗甲状腺眼病。

托珠单抗

白介素 6（Interleukin 6，IL-6）是一种存在于患者血液中的促炎细胞因子，是甲状腺眼病发病过程中的一部分。它可以激活免疫系统里的 T 细胞和 B 细胞，并产生 TSHR 刺激性免疫球蛋白；也可以直接促进眼部脂肪增生。导致患者出现眼外肌肥大、突眼等症状。

托珠单抗可以阻断 IL-6 发挥作用，降低记忆性 B 细胞和免疫球蛋白水平，从而减轻眼部的炎症反应。

需要注意的是，目前替妥尤单抗是唯一被批准用于甲状腺眼病治疗的药物，其他两个药物属于超适应证用药。

47

替妥尤单抗是什么药物？

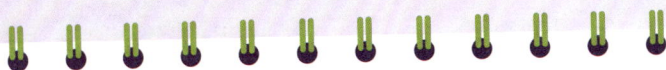

替妥尤单抗是一种 IGF-1R 单克隆抗体，是目前唯一获批取得甲状腺眼病适应证的药物[26]，它可以有效改善甲状腺眼病患者突眼、复视、眼部充血水肿等症状和体征[27]，IGF-1R 单抗已被国际甲状腺眼病管理专家共识推荐为伴有显著突眼和复视的中重度活动期甲状腺眼病患者的首选治疗方法[19]。

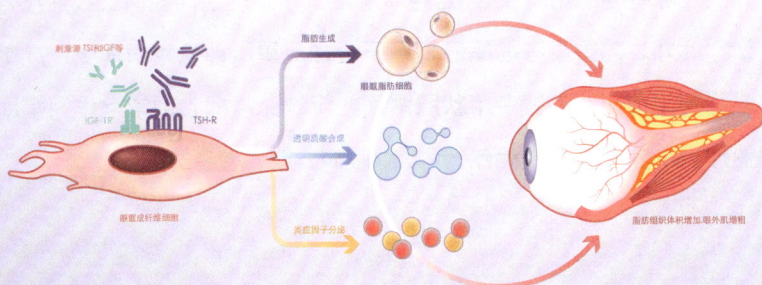

替妥尤单抗 N01 注射液目前已在中国上市，将甲状腺眼病的治疗带入靶向化、高效化、无创化、可及化的新时代。

48 甲状腺眼病治疗的传统免疫抑制剂有哪些？

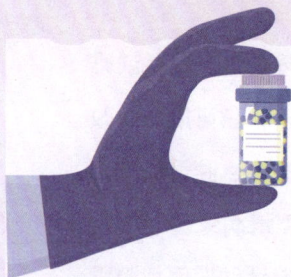

甲状腺眼病是一种自身免疫性疾病，免疫抑制剂能够抑制患者自身的免疫反应，从而减轻眼部疼痛、肿胀等症状。

常用的传统免疫抑制剂包括吗替麦考酚酯、环孢素、甲氨蝶呤和硫唑嘌呤等药物[1]。这些是甲状腺眼病中重度活动期的二线治疗方法。此外，吗替麦考酚酯还可用于合并严重眼部软组织病变、严重眼球突出或复视的复杂甲状腺眼病。传统免疫抑制剂常常作为辅助治疗，联合糖皮质激素治疗甲状腺眼病，改善患者的眼部症状[23]。

49　传统免疫抑制剂有哪些不良反应？🔍

使用不同的传统免疫抑制剂可能会出现不同的不良反应[1]。

吗替麦考酚酯：少见胃肠道反应、条件致病菌（正常情况下不会感染的致病菌）感染、骨髓抑制、生殖毒性等[23]。

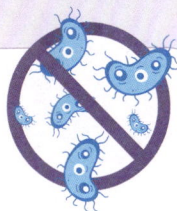

环孢素：少见肾毒性、肝毒性、牙龈增生和出血、胃肠道反应、多毛、高血压、心律失常、感染、过敏反应、意识障碍（如昏迷不醒）等。

甲氨蝶呤：少见胃肠道反应、肝毒性、口腔炎、红斑样皮疹、脱发、瘙痒、骨髓抑制和头晕等。

硫唑嘌呤：少见胃肠道反应、感染、骨髓抑制、过敏反应、可逆性间质性肺炎、关节痛、脱发等[28]。

第七章

治疗甲状腺眼病的
划时代新武器
—替妥尤单抗

50 替妥尤单抗发挥作用的原理
是什么？

从甲状腺眼病的发病根源来看，**促甲状腺激素受体（TSHR）和胰岛素样生长因子[1]受体（IGF-1R），结合在一起形成复合体，刺激眼眶成纤维细胞分泌大量病理产物，引发眼部炎症、水肿，促进成纤维细胞的增殖和脂肪化，**造成眼部脂肪堆积和眼外肌增粗等眼球结构的异常改变，进而引起眼球突出，并在甲状腺眼病的全病程持续发挥作用[29]。

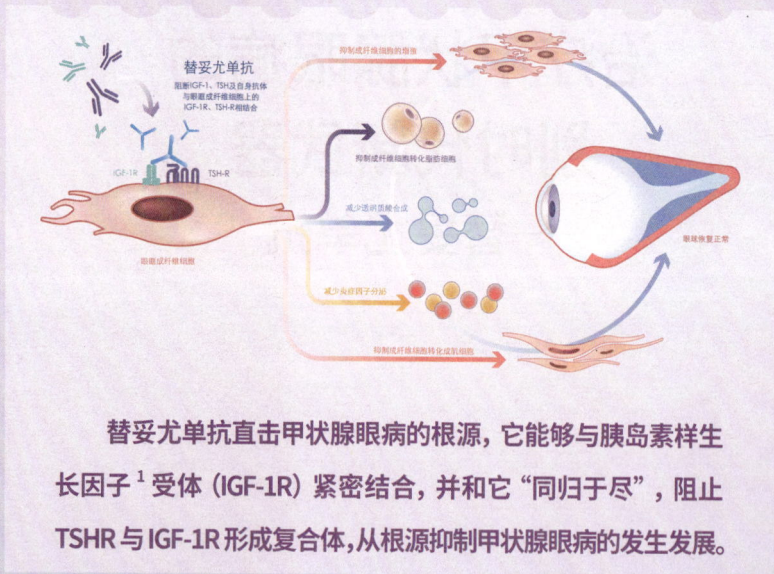

替妥尤单抗直击甲状腺眼病的根源，它能够与胰岛素样生长因子[1]受体（IGF-1R）紧密结合，并和它"同归于尽"，阻止TSHR与IGF-1R形成复合体，从根源抑制甲状腺眼病的发生发展。

替妥尤单抗治疗的效果如何？ 🔍

　　我国已上市的替妥尤单抗 N01 注射液，能够阻断甲状腺眼病的发展进程，有效改善患者眼部症状，提高患者生活质量，这已经被临床研究所证实[27]。

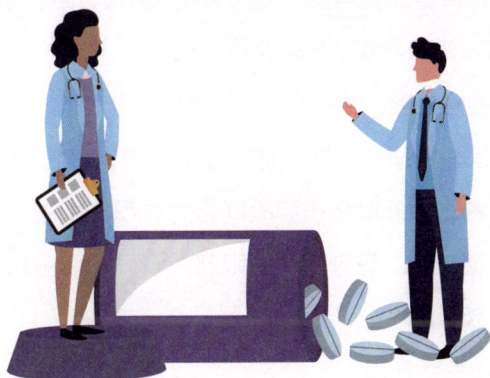

改善炎症症状

　　中国人群研究表明：患者在使用替妥尤单抗 N01 注射液治疗后，疾病活动程度显著改善[24]，眼睛疼痛、充血和水肿等症状缓解；经临床医生评估，83.5% 的患者 CAS 评分降到 0 或者 1，进入疾病的相对稳定期。

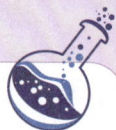

改善突眼症状

中国人群研究表明：使用替妥尤单抗 N01 注射液治疗后，85.8% 的患者眼球突出情况得到明显改善（眼球突出度较治疗前下降 ≥ 2mm）。无论患者初始眼球突出的严重程度如何，使用替妥尤单抗 N01 注射液治疗后均有一定程度的减轻[2]。

改善复视

中国人群研究表明：使用替妥尤单抗 N01 注射液治疗后，66% 的患者复视显著改善。

改善眼外观，减轻相关心理负担

中国人群研究表明：使用替妥尤单抗 N01 注射液治疗后，患者的眼外肌体积和眼眶脂肪体积有所减少，眼外观评分显著改善。患者不再因眼部外观异常而感到困扰，在社交场合更自信。

提高生活质量

研究结果反馈，患者使用替妥尤单抗N01注射液治疗后，生活质量评估表（GO-QoL）总分显著提高，因为症状缓解，使得日常活动（如在户外散步、看电视、阅读）变得更加轻松。

52 替妥尤单抗可以改善突眼和复视吗?

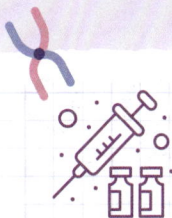

替妥尤单抗 N01 注射液可以显著改善甲状腺眼病患者的突眼和复视症状[27]。

改善突眼: 研究发现,使用替妥尤单抗 N01 注射液后,85.8% 的患者眼球突出至少减少 2 mm,且在用药 6 周后,突眼症状就开始改善,随着用药时间的延长,改善程度愈发明显。

改善复视: 研究发现,使用替妥尤单抗 N01 注射液后,66% 的患者复视得到改善或完全消失,表明替妥尤单抗 N01 注射液能显著改善复视。

53 使用替妥尤单抗后，多久能够改善复视和突眼？

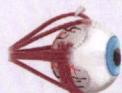

替妥尤单抗 N01 注射液的临床研究结果显示，部分患者早在第 2 个月起就开始显现出突眼的改善，第 3 个月时即可达到眼球突出度较治疗前平均减少超过 2 mm，并持续改善至第 6 个月。**在 6 个月时患者的复视也得到明显改善**。可见替妥尤单抗 N01 注射液能够有效改善复视和突眼症状，还能快速改善突眼，并长时间维持疗效[27]。

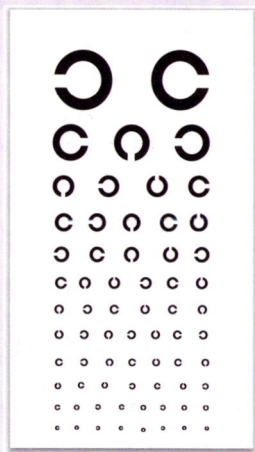

替妥尤单抗的治疗费用高吗？ 🔍

目前，海外批准上市的 IGF-1R 单抗（**替妥尤单抗**）每支价格约为 10 万元人民币，一个疗程费用在 200 万到 300 万元人民币（依据体重不同，使用的药量不同），但此药物并未在中国上市。

由我国自主开发的替妥尤单抗 N01 注射液已在中国上市，每支价格约为 1.5 万元人民币，每疗程需约 20 万元人民币，它与海外的替妥尤单抗结构一致，并在剂型上做了改良，减少输注反应的发生率，已经通过了中国人群的疗效和安全性验证，仅需约 15% 的价格，解决了甲状腺眼病患者用药难的问题。

期待替妥尤单抗 N01 注射液可以尽快纳入医保，使价格进一步下降，从而惠及更多患者。

55 替妥尤单抗应该怎么用？

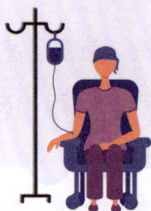

医生开具替妥尤单抗处方后，会进行以下工作，来正确使用药物[27]。

步骤 1：准确计算患者所需要的药物剂量

每个患者所需的替妥尤单抗剂量不是固定的，需由医生根据患者的体重计算：依照说明书，首次用药按每千克体重 10mg 给药，此后按每千克体重 20mg 给药。

步骤 2：复溶替妥尤单抗

替妥尤单抗需通过静脉注射使用，海外版替妥尤单抗在使用前需用无菌注射用水对每瓶替妥尤单抗进行复溶。我国自由研发的替妥尤单抗 N01 注射液本身已是注射液，可省略这一步，操作更加便捷。

步骤 3：稀释配液

替妥尤单抗 N01 注射液在输注前必须进一步用生理盐水注射液进行稀释。专业的护士会将患者所需剂量的注射液，转移至装有生理盐水的输液袋中，完成配液。

步骤 4：输液

一般通过手臂的静脉输液给药。

步骤 5：控制输液速度，完成给药

患者在前两次输液时，一般输液时间为 90 分钟。如果患者耐受性良好，后续输液的最短时间可缩短至 60 分钟；若患者耐受性不佳或出现输注反应，后续输液的最短时间应维持在 90 分钟。

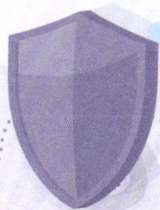

56 替妥尤单抗适用于哪些甲状腺眼病患者？

IGF-1R 单抗（替妥尤单抗）能够直击甲状腺眼病的发病源头，从根本上减轻眼部炎症，缓解眼睛发红、肿胀、疼痛，有效改善患者突眼和复视的症状，在全球范围内已经应用于 15000 例患者。

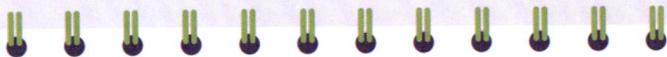

> IGF-1R 单抗已被欧洲国家、美国、中国等多地的指南共识推荐用于中重度活动性甲状腺眼病的治疗，尤其对于合并突眼或复视的中重度活动期甲状腺眼病患者，部分共识推荐 IGF-1R 单抗可作为首选 [27]。

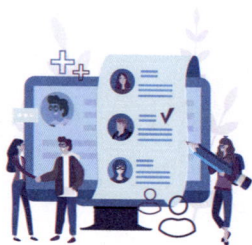

此外，越来越多的研究也显示，IGF-1R 单抗治疗对于各类甲状腺眼病患者都有改善作用 [26]。包括慢性或低活动性甲状腺眼病患者 [17]，以及病程较长或者病情复发的甲状腺眼病患者 [30]。

哪些甲状腺眼病患者不能使用替妥尤单抗?

依据说明书,以下情况的甲状腺眼病患者不能使用替妥尤单抗[1]。

备孕期人群

育龄期女性及伴侣在使用替妥尤单抗时及最后一次使用后 6 个月内,应采用有效的避孕方式。即至少停药 6 个月,才可以怀孕。

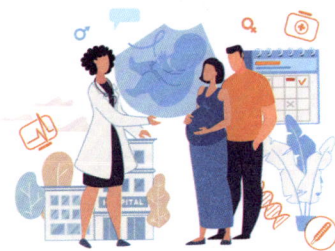

妊娠期及哺乳期患者

目前,尚无替妥尤单抗用于妊娠期女性的临床数据,基于对胎儿可能存在的风险,怀孕期间禁止使用替妥尤单抗。另外尚未有研究评价替妥尤单抗对母乳喂养婴儿的影响,因此建议在接受替妥尤单抗治疗期间不要进行哺乳。

未控制好病情的炎症性肠病患者

如果患者有炎症性肠病病史,该药可能会使患者的炎症性肠病加重。在开始使用替妥尤单抗之前,患者最好先控制住病情,并且与医生一同评估使用替妥尤单抗的风险与受益。

若在治疗过程中怀疑炎症性肠病加重，考虑停用替妥尤单抗治疗。

儿童患者

目前，尚无足够研究确定替妥尤单抗在儿科患者中使用的安全性和有效性[27]。因此，不建议青春期前儿童使用该药物。

提醒：请务必将患者的相关情况如实告诉医生，让医生帮助判断是否可以使用该药物。

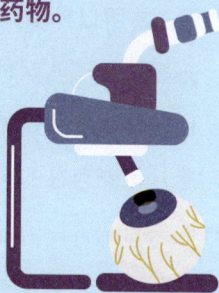

58 使用替妥尤单抗前，需要做什么检查吗？

医生通常会为患者进行以下检查[1]。

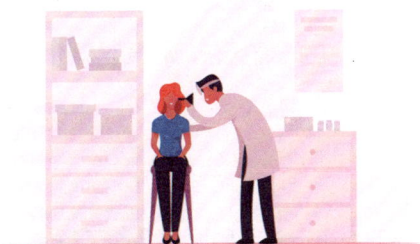

眼科检查

包括视力检查、眼压测量、眼球突出度测量和眼外肌功能检查。通过眼科检查，能够判断患者眼部的受累程度，也有助于对治疗效果进行评估。

甲状腺功能检查

检测甲状腺激素水平，了解患者甲状腺功能状态，判断病情活动度，以便结合眼部情况制订合理的治疗方案。

听力检查

使用替妥尤单抗可能会带来听力的改变，医生可能会在

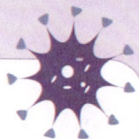

治疗前询问患者的听力情况，并做一些听力评估。

血糖检查

替妥尤单抗可能会导致一过性血糖升高。所以在开始使用替妥尤单抗治疗之前，医生可能会进行血糖检查，并在用药过程中进行血糖监测。

妊娠检查

怀孕期间不宜使用替妥尤单抗，所以在用药之前，医生会询问患者是否处在妊娠状态，必要时需进行妊娠检查，避免药物对胎儿造成影响。

上述一系列的检查能够帮助医生全面了解患者的身体状况，判断是否适合使用替妥尤单抗治疗，进而制订个性化的治疗方案，做好必要的干预，以提高治疗效果，减少并发症的发生。

使用替妥尤单抗治疗过程中，需要关注哪些指标？

在使用替妥尤单抗治疗过程中，需重点关注以下几类指标[27]。

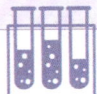

输液反应相关指标

在替妥尤单抗输液过程中要密切监测血压、心率、呼吸频率与体温。替妥尤单抗可能引发输液反应，导致血压一过性升高、发热、心动过速、呼吸困难、头痛和肌肉疼痛等症状。医生需及时评估患者的这些体征，一旦发现异常，及时采取相应处理[26]。

特殊人群相关指标

对于育龄女性而言，由于药物可能对胎儿造成伤害，因此在使用替妥尤单抗期间，必须采取有效的避孕措施。

眼部症状相关指标

定期测量眼球突出度，观察其相较于治疗前是否减少。同时，通过视力表检查视力，评估视力是否得到改善。此外，关注眼部疼痛、充血和肿胀等炎症症状是否缓解。这些眼部症状的改善情况，能够直接反映替妥尤单抗对甲状腺眼病的治疗效果。

血糖监测

使用替妥尤单抗可能会导致血糖一过性升高，大多数患者无需治疗，或口服降糖药物后即可控制或好转[24]。对于高风险人群（糖尿病患者、糖尿病前期人群、老年人等），在治疗过程中需要监测糖化血红蛋白和血糖指标[17]。

听力监测

替妥尤单抗可能导致听觉减退，但大部分为轻度且无须治疗，停用替妥尤单抗后听力可恢复。故在治疗过程中需要检测双耳纯音听阈。

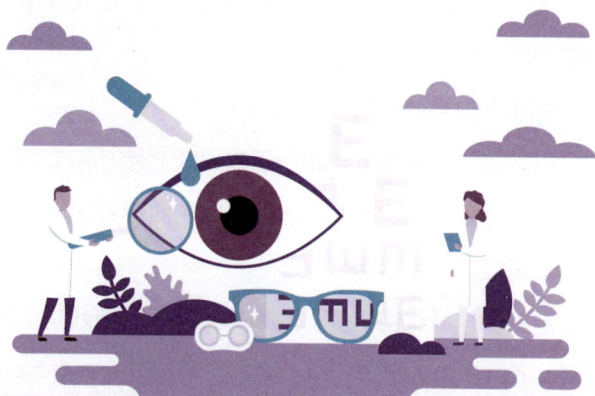

60 使用替妥尤单抗时出现输注反应怎么办？

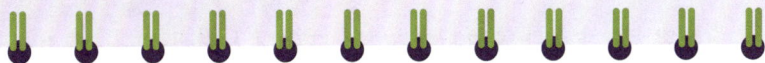

接受替妥尤单抗 N01 注射液治疗的患者仅约 1% 报告了输注反应[27]。

这种输注相关反应的体征和症状包括：血压一过性升高、发热、心动过速、呼吸困难、头痛和肌肉疼痛等。**这种输注反应可能发生在任何一次输注期间或输注后 1.5 小时内，通常为轻度或中度，通常可通过皮质类固醇和抗组胺药治疗。**

如果患者在接受该药治疗时出现输液反应，医生会减缓输液速度或暂停输液，及时给予患者皮质类固醇和抗组胺药治疗。并且在患者后续的输液过程中，考虑预先服用抗组胺药、退热药、皮质类固醇，并以较慢的输注速度进行输注，尽量避免患者再次出现输液反应，或减轻输液反应症状。出现严重输液反应或过敏反应者，则无法再使用该药物。

61 替妥尤单抗会影响听力吗？
严重吗？

替妥尤单抗可能导致听觉减退，在中国人群研究中，约 10%
的患者发生听觉减退，大部分为轻度且无需治疗，停用替妥尤单抗
后听力可恢复[27]。

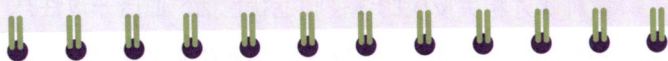

考虑到药物使用的这一注意事项，医生通常
会在使用替妥尤单抗治疗前、治疗期间和治疗后，
对患者的听力进行评估，权衡利弊后决定是否继
续治疗。

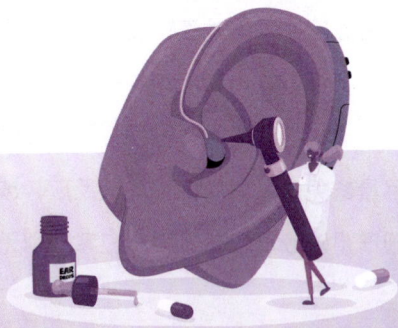

使用替妥尤单抗后可能会出现哪些不适?

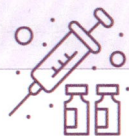

使用替妥尤单抗后血压升高正常吗?

使用替妥尤单抗后,患者可能会出现短暂的血压升高,这有可能是一过性的,其具体机制目前尚不清楚。

若患者的血压明显升高(如收缩压≥ 140 mmHg 或舒张压≥ 90 mmHg),或伴随头晕、头痛等症状,应立即联系医生。医生可调整药物剂量、暂停治疗或开具降压药物,同时排除其他导致血压升高的因素(如合并用药、基础疾病)。

需要注意的是,患者不宜自行停药,需遵医嘱调整治疗方案,突然停药可能影响甲状腺眼病的控制。

使用替妥尤单抗后感觉心跳加速、面部发红发热怎么办?

若患者在输液期间或输液结束后的 1.5 小时内感觉心跳加速、面部发红发热,这可能是该药物引起的输液反应。请务必马上与医生进行沟通,医生会根据情况减缓输液速度并治疗输液反应。此外,医生会建议患者多休息,减少活动,保持安静,有助于减轻心脏负担,缓解症状[31]。

值得一提的是,在中国的临床研究中,仅约 1% 的患者报告了输注反应，且严重程度通常为轻度或中度，可通过皮质类固醇和抗组胺药治疗，缓解症状[27]。

使用替妥尤单抗后感觉呼吸困难怎么办？

若患者在输液期间或输液结束后的 1.5 小时内感觉呼吸困难，这可能是该药物引起的输液反应，请务必马上与医生进行沟通。医生会根据情况减缓输液速度，严重时停止输液并治疗输液反应[31]。

医生会通过适当措施保持呼吸道通畅，必要时进行吸痰防止堵塞气道。医生还会根据状况，给予适当的吸氧。

值得一提的是，在中国的临床研究中，仅约 1% 的患者报告了输注反应，且严重程度通常为轻度或中度，可通过皮质类固醇和抗组胺药治疗，缓解症状[27]。

使用替妥尤单抗后感觉头疼、肌肉疼怎么办？

若患者在输液期间或输液结束后的 1.5 小时内感觉头疼、肌肉疼，这可能是该药物引起的输液反应，请务必马上与医生进行沟通。医生会根据情况减缓输液速度，严重时停止输液并治疗输液反应[31]。

在医生的指导下，患者可以冷敷额头、太阳穴等部位，这有助于收缩血管，减轻头疼症状。还可以通过按摩头部和疼痛的肌肉部位，缓解肌肉紧张，减轻疼痛。

值得一提的是，在中国的临床研究中，仅约 1% 的患者报告了输注反应，且严重程度通常为轻度或中度，可通过皮质类固醇和抗组胺药治疗，缓解症状 [27]。

使用替妥尤单抗后感觉疲惫怎么办？

使用替妥尤单抗后，少量患者可能会感觉疲惫 [30]。

研究发现，使用替妥尤单抗后，约有 10% 的患者在治疗期间感觉疲倦、精力不足，但患者的疲倦程度大部分都属于轻度。通过适当的休息和补充水分 [32]，进食高热量、高蛋白饮食，以补充营养、促进药物代谢，可减轻疲倦。

值得一提的是，在中国的临床研究中，仅约 1% 的患者报告了输注反应，且严重程度通常为轻度或中度，可通过皮质类固醇和抗组胺药治疗，缓解症状 [27]。

使用替妥尤单抗会脱发吗？

使用替妥尤单抗后，少量患者可能会脱发 [30]。

研究发现，使用替妥尤单抗后，约有 10% 的患者在治疗期间出现脱发情况 [33,34]，有些患者会出现头发变稀疏的情况，但多数患者的脱发情况都比较轻微，严重时建议请皮肤科医生会诊。在专科医生的指导下用药，缓解脱发症状 [17]。

值得一提的是，在中国的临床研究中，仅约 1% 的患者报告了输注反应，且严重程度通常为轻度或中度，可通过皮质类固醇和抗组胺药治疗，缓解症状 [27]。

63 特殊人群和特殊时期能使用替妥尤单抗吗?

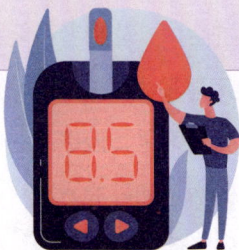

糖尿病患者能使用替妥尤单抗吗?

病情控制良好的糖尿病患者可以使用替妥尤单抗。

研究表明,接受替妥尤单抗治疗的患者中,约有 10% 的患者可能发生高血糖症或血糖升高,其升高程度大多为轻度至中度,大多数无需治疗,或使用降糖药物后即可控制血糖。此外,血糖升高通常在前三次使用替妥尤单抗后出现,此后趋于稳定,通常在后续治疗过程中或治疗完成后即可得到缓解 [27,35]。

医生会在患者接受药物治疗前,对血糖水平进行准确评估,并在治疗过程中监测血糖及高血糖症状。既往有糖尿病史的患者,在接受本品治疗前应接受适当的降糖治疗,治疗中根据血糖变化及时调整降糖治疗方案。

需要提醒的是，若患者出现了以下症状，可能代表着血糖的升高，请立即告知医生，配合相关检查，以便于更好控制血糖。这些症状包括：感觉比平时虚弱或疲劳、小便比平时多、腹部疼痛、视物模糊、口干、呼吸带果味、恶心呕吐等。

备孕或妊娠期间能使用替妥尤单抗吗？

备孕或妊娠期间不能使用替妥尤单抗。

替妥尤单抗可能会对胎儿造成伤害，所以女性在开始替妥尤单抗治疗前、治疗期间及最后一次使用替妥尤单抗后 6 个月内，应采取有效的避孕措施。

64 完成治疗停药后，甲状腺眼病会复发吗？

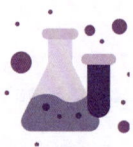

甲状腺眼病是一种自身免疫性疾病，与患者的身心状态密切相关，且受到甲状腺功能、生活习惯等多因素的影响，属于容易复发的疾病。

甲状腺眼病是一种自身免疫性疾病，与患者的身心状态密切相关，且受到甲状腺功能、生活习惯等多因素的影响，属于容易复发的疾病。

一项研究对 112 名完成了 IGF-1R 单抗治疗的患者，进行了长达 2 年的跟踪随访，结果显示：90% 患者的炎症和眼部症状得到了改善，近 70% 患者的复视和眼球突出有所改善，**超过 80% 的患者在治疗结束后的 2 年内，不需要再进行其他的相关治疗** [36]。虽然有少部分复发的情况，但大部分接受替妥尤单抗治疗的患者都收到了满意的疗效。此外，也有证据表明，**即便是复发患者，再次使用 IGF-1R 单抗，疗效依然显著** [37]。

需要指出的是，无论采用哪种治疗方式，控制甲状腺功能、保持良好的作息习惯以及戒烟都是十分重要的。

第八章

甲状腺眼病的放射治疗

65 什么是甲状腺眼病的放射治疗？ 🔍

甲状腺眼病是一种自身免疫性疾病，医生可以通过调节免疫反应的方法来缓解症状，如放射治疗[38]。放射治疗改善甲状腺眼病的原理有两方面[39]。

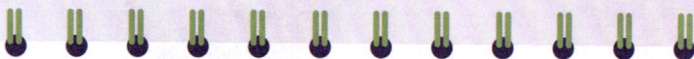

一是放射治疗具有抗炎作用，在甲状腺眼病活动期时，炎症反应活跃，抗炎治疗效果较好，静止期炎症反应消退，此时使用放射治疗效果欠佳。

二是眼部淋巴细胞对放射治疗敏感，可以精准地让眼部肌肉周围的炎性细胞"死亡"，这样患者的眼部肌肉体积慢慢缩小，弹性有所恢复，症状改善。

放射治疗就像给患者"着火"的眼睛灭火，能够有效减缓眼病发展的"速度"，降低眼部可能受到的"损害"。它常常作为糖皮质激素治疗的辅助治疗，用于治疗活动期甲状腺眼病，也可治疗甲状腺眼病相关压迫性视神经病变。

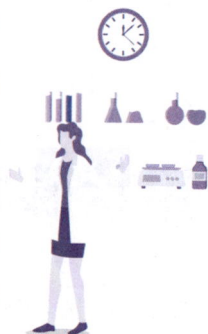

66 哪些甲状腺眼病患者适合放射治疗？

放射治疗适合以下情况的患者 [38]。

> 处于甲状腺眼病早期活动期、病情为中重度或进展迅速的甲状腺眼病患者。
>
> 存在显著眼球运动障碍和压迫性视神经病变的甲状腺眼病患者。
>
> 对糖皮质激素不敏感、不耐受，或糖皮质激素依赖的中重度活动期患者。

研究发现，放射治疗对甲状腺眼病的早期活动期最为有效。但总体而言，放射治疗并非大多数甲状腺眼病患者最合适的治疗方式。对于轻度或静止期患者来说，使用放射治疗的风险可能大于获益。此外，病情稳定超过 6 个月的患者，在放射治疗中的获益也较为有限 [1]。

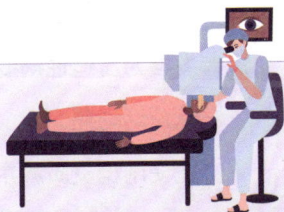

67 放射治疗的效果如何？

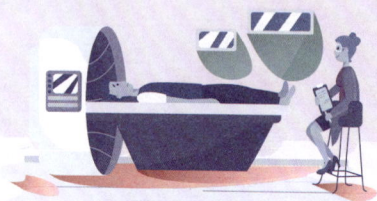

放射治疗的效果可包括以下两个方面[38]。

改善症状

放射治疗可能改善甲状腺眼病患者眼球运动受限的症状。

与糖皮质激素联合使用，可以逆转大多数患者甲状腺眼病压迫性视神经病变，解除视力威胁。

在对中重度甲状腺眼病患者使用放射治疗，可能会预防患者发展为压迫性病变，防止视力受到威胁。

缩短活动期

在使用糖皮质激素治疗后进行放射治疗，有利于缩短甲状腺眼病活动期的持续时间，更快进入病情稳定的静止期。

需要注意的是，患者接受放射治疗后，效果在 4 周左右开始显现，可能要到 3 个月甚至更久才能看到全部益处。

放射治疗有不良反应吗?

患者通过放射治疗甲状腺眼病后，可能会出现以下不良反应。

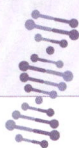

损伤眼部

由于使用电离辐射，眼眶放射治疗可能会导致眼部及周围组织的损伤。包括睫毛脱落、视物模糊、眶周水肿以及结膜充血等，通常为短暂的不良反应，停止治疗后可逐渐恢复正常。

白内障风险

放射治疗可能会导致晶状体损伤，从而加速白内障的形成。

加重视网膜病变

糖尿病和高血压会导致视网膜病变，病变之后血管会堵塞，此时使用放射治疗可能会加重堵塞的程度，所以糖尿病和未控制的高血压应被视为放射治疗的相对禁忌证。

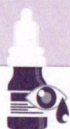

继发性恶性肿瘤风险

放射治疗可能会增加照射区域内发生恶变的风险。但其发生率极低，多见于累计剂量较大的患者。

但以上并发症多在大剂量放射治疗后产生，用于甲状腺眼病治疗的放射剂量小，眼表和视网膜损伤的可能性很小。放射治疗仍然是甲状腺眼病治疗的重要部分，对于合适的患者，放射治疗的获益大于理论风险。并且医生考虑到放射治疗的不良反应，多会将患者年龄限制在 30 岁以上，以降低放射治疗的理论风险[38]。

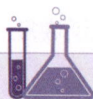

第九章

甲状腺眼病的手术治疗

69 甲状腺眼病手术方案有哪些？如何选择？

　　甲状腺眼病的治疗方案取决于对患者病情临床活动度和严重程度的评估。对于活动期患者，主要方法是使用药物和放射治疗，以减轻或缩短活动期。在上述治疗后，一些患者的症状如眼球突出、复视、眼睑退缩等并未改善。当疾病进展为以纤维化为主要病理特征的静止期时，可以进行手术康复治疗。在极重度突眼的压迫性视神经病变、暴露性角膜炎且大剂量激素冲击无效时，可进行紧急眶减压手术治疗[40]。

　　甲状腺眼病手术方案包括眼眶减压术、斜视矫正术和眼睑退缩矫正术，不同的患者适合不同的手术方案。

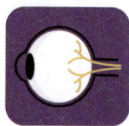

眼眶减压术适合的患者

　　糖皮质激素治疗无效，且合并视神经病变、暴露性角膜病变，已经威胁到视力的活动期甲状腺眼病患者。

　　需要改善外观（矫正眼球突出）的静止期甲状腺眼病患者[41]。

斜视矫正术适合的患者

经过药物治疗和放射治疗进入静止期后，仍存在复视症状，影响生活质量的甲状腺眼病患者[42]。

眼眶减压术后病情复发，出现复视症状的甲状腺眼病患者。

眼睑退缩矫正术

适合的患者

眼睑退缩症状已影响外观、视力或者生活质量的静止期甲状腺眼病患者[1]。

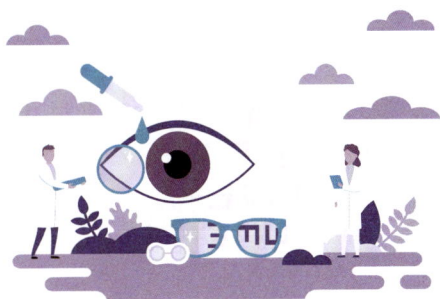

通常来说，三种手术一般按以下顺序进行，确保每次手术效果稳定：**先做眼眶减压术（如需解决突眼或视力压迫）→斜视矫正术（如需解决复视）→眼睑退缩矫正术。具体方案由临床医生根据病情不同因人而异。**

70 什么是眼眶减压术？何时应做眼眶减压术？

眼眶减压术是指通过切除部分眼眶骨壁或脂肪来扩大眼眶空间，从而减轻因眼外肌病变肿大在眼眶内对视神经产生的压迫，以达到减轻或逆转视力丧失、缓解眼眶充血、减轻眼球突出目的的手术[43]。眼眶减压术包括脂肪减压术和眶壁减压术[1]。

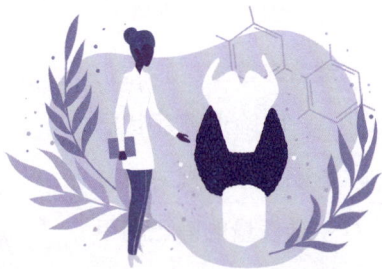

关于眼眶减压术的手术时机，一般来说，最好在甲状腺眼病患者处于静止期时进行，此时手术会更安全、效果更可预测且更有效。但对于药物治疗无效，并且合并视神经病变、暴露性角膜病变等威胁视力的并发症的活动期患者，情况危急时，也需考虑进行眼眶减压术。手术减压可以有效减轻对视神经的压力，保护其功能[40]。

眼眶减压术风险大吗？有哪些注意事项？

眼眶减压术存在一定的风险，医生会在手术前充分告知相关风险，并帮助患者提前干预风险因素，做好相关并发症的控制。

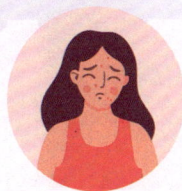

● 即刻并发症：术后立即出现眼部周围瘀斑和水肿、出血以及感染。

● 视力丧失：可能发生，但不太常见。

● 复视：研究表明，眼眶减压术使 28.1% 的患者复视情况得到改善。然而，也会导致 29.7% 的患者出现复视。

● 其他并发症：如鼻窦炎、脑脊液漏、血肿、感觉异常和感觉减退[43]。

因此，为了达到手术效果并减少并发症的出现，患者在进行眼眶减压术前应该进行全面的临床检查，包括：

● 对眼眶和鼻窦进行影像学检查。

● 评估眼睑退缩、睑裂闭合不全、眼球运动以及角膜暴露情况。

● 影像学检查确定是否存在任何活动性炎症。

　　值得注意的是，由于复视是减压手术最常见的术后并发症，术前存在复视的患者在眼眶减压术后更容易出现复视加重。因此，存在复视的患者需要与医生讨论，衡量术后复视风险和手术效果[40]。

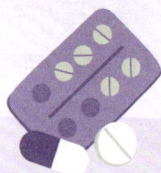

眼眶减压术后病情会复发吗? 🔍

　　眼眶减压手术后存在复发的可能，因为眼眶减压术仅针对眼部症状如突眼、视神经压迫等进行了治疗，并未改善甲状腺眼病患者的免疫状态[44]。

　　若在甲状腺眼病活动期进行手术，那么术后疾病依然处在活动期阶段。随着疾病的不断进展，可能会出现眼球再次突出、复视等症状，需及时进行药物干预，使之进入静止期。若在静止期进行手术，也需要进行甲状腺眼病危险因素的控制，以避免疾病的复发。

　　若出现复视情况，可通过佩戴棱镜眼镜临时矫正，或通过药物、手术进行治疗。

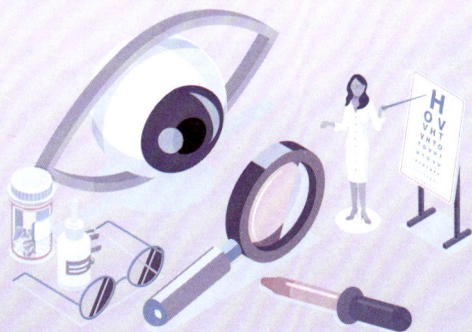

73 什么是斜视矫正术？何时应做斜视矫正术？

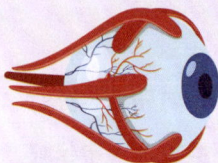

斜视矫正术是通过矫正眼位，扩大双眼的视力范围，从而**改善斜视、复视等症状的一种手术治疗方式**。

当甲状腺眼病患者在接受药物治疗和放射治疗后，仍然存在明显的斜视、复视症状，严重影响到生活质量时，便可以考虑通过斜视矫正术来减轻症状 [1,42]。此外，若患者在眼眶减压术后出现复视这一并发症时，也应及时进行斜视纠正术，从而缓解症状 [41]。

需要特别注意的是，所有甲状腺眼病患者的斜视手术，多在静止期进行，且在斜视度数稳定后才能进行 [45]。

什么是眼睑退缩矫正术？何时应做眼睑退缩矫正术？

眼睑退缩矫正术是通过矫正甲状腺眼病患者的眼睑退缩，从而维持患者视功能、保护暴露的角膜、恢复患者外观的一种手术治疗方式[1]。

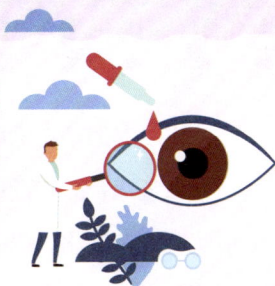

眼睑退缩矫正术应在甲状腺眼病患者进入静止期，且病情稳定半年以上进行。若患者合并眼球突出或斜视、复视等症状，需行多种手术，则一般先行眼眶减压手术，再行斜视矫正手术，最后行眼睑矫正手术。

因为其他手术可能影响眼睑位置：如果先做了眼眶减压术（把眼球往后推）或斜视矫正术（调整眼球位置），可能会改变眼睑的"松紧度"。如果提前做眼睑手术，术后可能因其他手术导致眼皮再次退缩或闭合不全，所以应最后进行眼睑退缩矫正术。

此外，若患者眼睑退缩已导致角膜暴露、溃疡（闭不上眼、眼睛干痛），可能需提前手术保护眼球。

75 眼睑退缩矫正术后会复发吗？

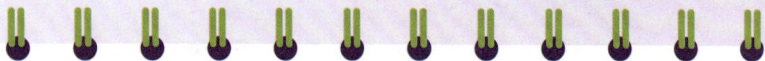

眼睑退缩矫正术后病情可能会复发。甲状腺眼病是一种自身免疫病，即使通过手术矫正了眼睑退缩，如果患者的免疫状态没有变化，或甲状腺功能异常没有得到纠正，或受其他因素影响（如吸烟），疾病可能会继续发展，导致眼睑退缩的症状再次出现。研究发现甲状腺眼病患者进行眼睑退缩手术之后的再次手术率通常在 8%~23%[46]。

因此，眼睑退缩矫正术后，患者需要严格遵守医嘱，定期复查，保持良好的生活习惯，积极治疗其他疾病，以降低疾病复发的风险。

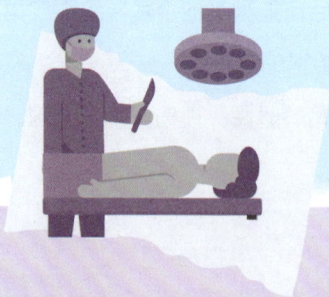

甲状腺眼病的手术次序应该如何决定？

甲状腺眼病是一种自身免疫病，炎症会持续刺激眼部组织，导致病情复杂多变。而且，由于每个患者的免疫系统反应不同，对治疗的响应也存在差异，疾病的发展结果难以精准预测。基于这些特性，分阶段手术方式在甲状腺眼病的治疗中更受青睐[47]，有着严谨的科学依据和逻辑顺序。

一般首先进行针对眼球突出的眼眶减压术。 眼球突出是甲状腺眼病的常见症状之一，严重时会导致眼球暴露，引发角膜干燥、溃疡，甚至失明。眼眶减压术通过扩大眼眶容积，减轻对眼球和周围组织的压迫，为后续的治疗创造有利条件。

接下来通常进行斜视矫正术。 在甲状腺眼病中，眼外肌的增大和纤维化是导致限制性斜视和复视的主要原因。眼外肌的病变使得眼球运动受限，双眼无法协同工作，患者会出现视物重影的现象，这对日常生活造成极大困扰，如行走时

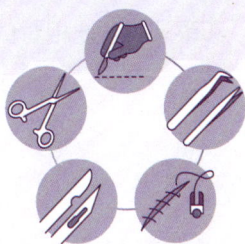

容易摔倒、阅读困难等。斜视手术通常安排在眼眶减压术后进行，主要是因为如果先进行斜视矫正，而眼眶内的压力和组织状态尚未改善，后续的眼眶减压术可能会破坏已矫正的斜视状态，导致复视加重[39]。

最后进行眼睑退缩矫正术[1]。眼睑退缩会使患者的眼睛看起来异常睁大，不仅影响面部美观，还会使眼部暴露过多，泪液蒸发过快，引发眼干、畏光等不适症状，长期还可能导致角膜损伤。在完成眼眶减压术和斜视矫正术后，眼球位置和眼外肌功能相对稳定，这时再进行眼睑退缩矫正术，能够更好地实现眼部外观和功能的双重恢复[40]。

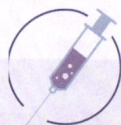

通过这样分阶段、按顺序的手术安排，能够最大限度地针对甲状腺眼病不同阶段的病理变化进行精准治疗，有效改善患者的症状，提高生活质量。

　　甲状腺眼病手术后，需要定期复查眼部和甲状腺相关的多项指标，以便及时了解手术效果、眼部恢复情况以及甲状腺功能状态，调整后续治疗方案[1]。复查指标包括眼部相关指标。

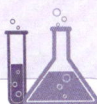

　　视力：通过视力表检查，可以了解患者手术后视力是否有改善或下降，评估手术对视力的影响，以及是否出现新的眼部问题影响视力。

　　眼球突出度：眼眶减压手术的一个重要目的是改善眼球突出，监测眼球突出度可以直观地了解手术对眼球突出的矫正效果，以及是否存在复发或其他原因导致的眼球突出变化。

　　眼外肌功能：通过让患者向各个方向转动眼球，观察眼球运动是否受限、有无复视等情况，评估眼外肌的功能恢复状况。术后眼外肌功能的恢复情况是评估眼眶减压术有无复视并发症及斜视纠正术效果的重要指标之一。

　　角膜情况：手术后角膜可能会受到一定的刺激或损伤，容易出现缺损、感染等问题，定期检查角膜情况有助于及时发现并处理这些问题，保护角膜功能。

眼底检查： 检查眼底的视网膜、视神经等结构，眼眶减压术可能会导致视神经损伤，眼底检查对评估眼部视神经是否受手术影响至关重要。

此外，医生还可能根据患者的具体情况，安排眼眶影像学检查，观察眼眶内组织的形态、结构变化，评估手术区域的恢复情况，是否存在组织增生、炎症复发等问题。定期复查甲状腺功能和抗体，以便及时发现异常，调整治疗方案，保持甲状腺功能正常。

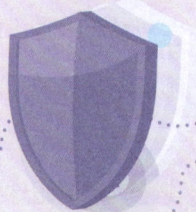

甲状腺眼病术后还需要进行其他治疗吗?

甲状腺眼病手术是治疗过程中的重要环节,但并不是做了手术之后就可以高枕无忧了。术后往往仍需辅以药物及其他治疗手段,以确保患者获得良好的康复效果。这是因为手术虽然能在一定程度上改善甲状腺眼病的症状,如通过眼眶减压术减轻眼球突出对视神经的压迫,让患者的视力和眼部外观得到改善,然而手术并不能完全解决疾病带来的炎症反应。这种炎症反应若不加以控制,很可能会影响手术效果,甚至导致病情反复。

甲状腺眼病手术是治疗过程中的重要环节,但并不是做了手术之后就可以高枕无忧了。术后往往仍需辅以药物及其他治疗手段,以确保患者获得良好的康复效果。这是因为手术虽然能在一定程度上改善甲状腺眼病的症状,如通过眼眶减压术减轻眼球突出对视神经的压迫,让患者的视力和眼部外观得到改善,然而手术并不能完全解决疾病带来的炎症反应。这种炎症反应若不加以控制,很可能会影响手术效果,甚至导致病情反复。

当患者在接受甲状腺眼病手术后,医生会通过一系列专

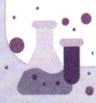

业评估来判断患者的病情。若经评估仍处于活动期，那么进行药物治疗便显得尤为关键[1]。这一阶段的治疗旨在通过抗炎作用，助力患者平稳过渡到病情稳定的静止期，有效预防手术所改善的症状再度复发。

当患者在接受甲状腺眼病手术后，若经评估处于静止期，此时病情相对稳定，但也不可掉以轻心。这种情况下，需要长期定期随访，密切评估病情变化。一般建议患者在术后要进行多次全面的眼部检查，包括视力、眼压、眼球突出度、眼外肌运动等，在随访过程中，医生就像是患者健康的"侦察兵"，可以及时发现潜在的问题，如症状的复发、手术并发症等，并采取相应的治疗措施。

无论患者是处于活动期还是静止期，手术后恢复期相对较长，这期间有效的护理干预能够帮助实现改善患者预后的目标[48]。在护理过程中，眼部护理至关重要，指导患者保持眼部清洁，避免用手揉眼，防止眼部感染；在休息与用眼方面，建议患者保证充足的睡眠，避免长时间使用电子设备，防止用眼过度疲劳，让眼睛得到充分的休息和恢复。

除了眼部治疗和监测，全身治疗很重要：可针对甲亢或甲减的治疗，以维持甲状腺功能正常；或针对血脂异常、维生素 D 缺乏等问题进行治疗。

第十章

甲状腺眼病患者的生活起居

79 甲状腺眼病患者应该如何注意饮食？

甲状腺眼病作为一种自身免疫病，病程较长，如同一场漫长的战役。对于患者而言，合理的饮食安排就像为这场战役提供坚实的后勤保障，不仅能维持身体正常的代谢功能，还能在一定程度上缓解眼部症状，促进眼部健康的恢复[1]。

保证营养均衡：在与疾病顽强抗争的过程中，患者的身体对营养的需求更为迫切。因此，饮食上务必遵循均衡饮食的原则，注重各类营养物质的搭配，坚决避免营养不良的情况。营养不良就如同大厦的地基出现了裂缝，会增加患甲状腺眼病的风险，让病情变得更加棘手。

减少刺激性食物摄入：辛辣食物（如辣椒、花椒、芥末等）、浓茶、咖啡和酒精等刺激性食物，可能会加重眼部不适症状，进而影响甲状腺眼病病情。患者应尽量避免摄入这类食物，保持饮食清淡，有助于缓解眼部症状，稳定病情。

适量碘摄入：伴有甲亢的**甲状腺眼病患者应避免摄入高碘食物**

（如海带、紫菜、海鱼等），过量的碘可能会加重甲状腺眼病的症状。但是也不能完全不食用碘，因为缺碘也会导致甲状腺功能异常。在我国非高碘地区食用碘盐能保证适量碘摄入且避免缺碘。

补充硒元素：甲状腺眼病与氧化应激增加有关，硒元素具有抗氧化和免疫调节作用，缺乏硒元素会增加患甲状腺眼病的风险，伴有甲亢的甲状腺眼病患者可适当多吃一些富含硒元素的食物，比如海产品、瘦肉、燕麦、豆类、坚果等。

控制胆固醇摄入：高胆固醇血症和甲状腺眼病相关，高胆固醇食物就像是血管里的"垃圾制造者"，会让血管变得拥堵，影响身体的正常运转。所以患者要控制高胆固醇，减少相关食物的摄入，如油炸食品、蟹黄、蛋黄等；多吃有助于降低胆固醇的食物，如燕麦、豆类、水果、蔬菜等，让身体的血管更加顺畅。

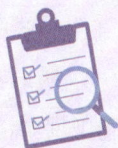

80 甲状腺眼病患者能吸烟吗？

甲状腺眼病患者不能吸烟，并且要远离二手烟。

吸烟就像一颗埋在甲状腺眼病患者健康路上的"定时炸弹"，是甲状腺眼病发生和进展的重要危险因素，会给患者带来诸多不良影响[2]。

降低治疗效果

研究表明，吸烟对接受放射治疗或糖皮质激素治疗的中度活动期甲状腺眼病患者的治疗效果有负面影响。这就好比，治病的药物在努力给病情"降温"，但吸烟却像是在旁边不断"添柴加薪"。

加剧严重程度

研究表明，吸烟会影响甲状腺眼病的活动度，可促进静止期甲状腺眼病患者疾病复发转变为活动期。香烟烟雾中的物质可以加剧眼眶的炎症反应，且这种炎症反应在戒烟后不会迅速消散，而是会在一定时期内继续刺激血管和脂肪组织生成，导致眼部症状继续恶化[49]。

从治疗效果的降低，到病情严重程度的加剧，吸烟对甲状腺眼病患者的危害是多方面且严重的。因此，医生通常会提醒患者及时戒烟，以助力身体恢复健康。

甲状腺眼病患者日常如何进行眼部护理？

　　甲状腺眼病患者日常需要重视眼部护理，这不仅可以保护眼部健康，还能有助于缓解症状，对病情恢复大有裨益。

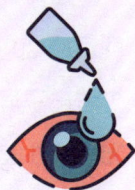

　　保持眼部湿润：眼表损伤伴干眼症是甲状腺眼病患者最常见的症状之一[50]，可能会导致角膜上皮干燥、脱落受损，使眼睛畏光、流泪。为了缓解干眼症，可以采取以下措施。

　　人工泪液：选用不含防腐剂的人工泪液（一种眼药水），每日使用 4~6 次，也可根据自身需求适当增加使用次数。在夜间，搭配凝胶或眼膏一起使用，能进一步延长保湿效果，让眼睛在睡眠时也能保持滋润。

　　冷敷消肿：用冷毛巾或包裹着纱布的冰袋敷眼，每次 10~15 分钟，每天进行 2~3 次，可以有效减轻水肿，让眼睛感觉更舒适。

　　环境加湿：利用加湿器将室内相对湿度维持在 40%~60%，同时要注意避免空调或暖气直吹眼部，为眼睛营造一个湿润的环境。

　　防护外界刺激：保持眼部湿润是基础，而做好对外界刺激的防护也同样关键。

　　佩戴护目工具：外出时，务必戴上防紫外线太阳镜，这样能有效阻挡光线刺激，还能防止灰尘、异物侵害眼睛。

科学用眼习惯： 除了防护外界刺激，养成科学的用眼习惯，对甲状腺眼病患者的眼部护理也不可或缺。

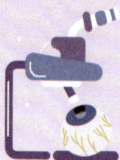

定时休息： 严格遵循"20-20-20"法则，即每用眼 20 分钟，就远眺 20 英尺（1 英尺约为 30 厘米）外 20 秒。同时，要尽量减少看电子屏幕的时间，并且把屏幕亮度调为柔和模式，还要避免在光线条件差的情况下阅读。

复视管理： 当出现单眼复视时，可遮盖一只眼睛，单眼视物，每 2~3 小时换另一侧眼睛，但长期依赖这种方式可能会导致弱视。此外，还可以向医生咨询是否需要配戴棱镜眼镜来矫正复视。

避免眼部损伤： 科学用眼习惯能有效减少眼睛疲劳，而避免眼部损伤则是从另一个角度保护眼睛。

禁止揉眼： 眼睛出现异物感、刺痛或流泪时，千万不要直接揉搓眼睛，因为手部带有大量细菌，在揉搓眼睛的过程中，这些细菌很容易进入本就脆弱的眼部，从而引发感染。如果感觉眼痒或不适，可用无菌棉签轻轻擦拭，以免造成角膜擦伤。

谨慎化妆： 尽量避免使用眼线笔、假睫毛等可能对眼睛产生刺激的化妆品。卸妆时，要选用温和、无酒精的产品，降低对眼部的刺激。

甲状腺眼病患者怎样有效调节心态？

甲状腺眼病患者承受着身体和心理的双重压力，以下是一些调节心态的有效方法：

认知调整

了解疾病本质：甲状腺眼病虽会带来诸多困扰，但它是一种自限性疾病[48]，配合治疗后康复可能性极高，患者应正确认识这一点，避免过度担忧，要增强对病情好转的信心。只有从根本上了解疾病，才能在心理上占据主动，不被恐惧和焦虑所支配。

正确看待社会目光：要意识到旁人盯着自己的眼睛看是因为疾病带来的外观变化比较明显，并非有歧视性的恶意，患者应减少因他人目光产生的心理负担，不要过分在意他人的眼光，把注意力更多地放在自身的健康和生活上。毕竟，他人的目光并不能决定自己的生活质量，自己的心态才是关键。

情绪管理

合理宣泄情绪：甲状腺眼病患者常受焦虑、抑郁情绪困扰，且压力大时症状会加重，患者可以通过写日记等方式，将因疾病产生的不适感、生活中的困难等引发的负面情绪记录下来，进行自我倾诉；也可以向家人、朋友倾诉自己的痛苦和烦恼，获得情感上的支持和理解。

培养兴趣爱好：投入自己喜欢的事情中，如听音乐、绘画、阅读等，转移对疾病的注意力。沉浸在兴趣爱好中，能让自己从疾病带来的负面情绪中暂时解脱出来，在兴趣爱好中寻找乐趣和成就感，提升心理舒适度。

寻求外部支持

加强医患沟通[14]：与医生保持良好的沟通，患者要及时了解自己的病情和治疗进展，获取专业的建议和指导，这样对疾病的治疗和恢复会更有把握，从而减轻心理压力。

引入心理干预：鉴于超三分之二的甲状腺眼病患者饱受抑郁之苦，必要时可寻求心理医生的帮助，通过专业的心理治疗，帮助患者调整心态，应对疾病带来的心理挑战。

参加病友团体：与其他甲状腺眼病患者交流，分享彼此的经历和应对策略，互相鼓励和支持，能让患者感到自己并不孤单，增强战胜疾病的勇气和信心。

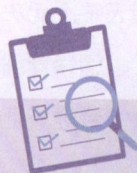

83 甲状腺眼病患者怎样使用眼药水？

甲状腺眼病与全身性自身免疫过程相关，眼表损伤伴发干眼症是患者最常见的症状之一，这种眼干症状往往在眼球突出、复视等典型症状出现之前就已显现。据统计，甲状腺眼病患者中干眼症的患病率高达 65.2%，因此，正确使用眼药水，对甲状腺眼病患者维持眼部健康、缓解不适极为关键。甲状腺眼病患者使用眼药水的正确步骤如下[50]：

核实药物与清洁准备：在使用眼药水之前，首先要做好前期准备工作，这是确保用药安全有效的基础。

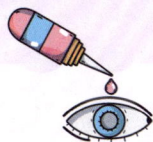

仔细确认眼药水的名称、有效期及适应证，避免使用含防腐剂的眼药水，因为长期使用含防腐剂的眼药水可能损伤角膜。

使用前需彻底清洁双手，能有效防止因手部细菌引发的眼部感染。

正确滴药姿势：完成准备工作后，接下来就是实际的滴药操作，掌握正确的滴药姿势至关重要。

头部后仰，眼睛向上看，用非惯用手轻轻下拉下眼睑，这样就能形成一个下穹隆结膜囊空间（当你把下眼睑轻轻往下拉，会看到下眼睑和眼球之间有一个像小口袋一样的地方，这个"小口袋"就是下穹隆结膜囊）。

将眼药水滴入下穹隆结膜囊内（避免直接滴在角膜上），每次1~2滴即可。同时，药瓶口不可接触眼睑、睫毛或眼球，以防污染眼药水。

闭眼与按压：完成滴药动作后，还有一些后续操作不能忽视。

滴药后闭眼3~5分钟，通过这种方式可以促进药物吸收。

按压泪囊区（内眼角）3分钟，这么做的目的是减少药物通过鼻泪管进入全身循环，从而有效降低不良反应。

此外，还需要注意一些用药细节。为避免污染与交叉感染，开封后的眼药水需在1个月内用完，一旦超过期限或出现浑浊现象就应立即丢弃。若需使用多种眼药水，需间隔5~10分钟，避免药物相互作用。

哪些生活习惯对甲状腺眼病患者有帮助？

甲状腺眼病是一种复杂的疾病，治疗过程往往需要多方面的配合。为了达到更好的治疗效果，医生通常会建议患者培养并坚持健康的生活习惯。这些习惯对于病情的缓解和身体的恢复有着重要意义[14]。

加强体育锻炼

患者可以选择如散步这类较为温和的活动，时间在 30 分钟到 1 小时。散步时，身体的血液循环加快，强度较低，以不疲劳为原则，非常适合甲状腺眼病患者。需要注意的是，患者应避免重体力劳动和剧烈运动，因为过度劳累可能会使身体的应激反应增强，影响免疫系统的正常功能，进而加重病情。

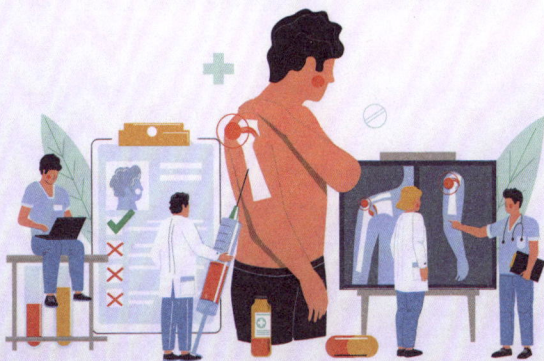

建议高枕仰卧

甲状腺眼病患者在睡眠时，保持高枕仰卧的姿势十分关键。当患者平躺时，如果枕头过低，可能会导致静脉回流受阻，眶压随之增高，进而加重甲状腺眼病的症状，如眼球突出加剧、眼部肿胀感增强等。而高枕仰卧能够促进眼部静脉血液的回流，有效缓解眶压增高的情况，减轻眼部的不适症状。

早睡早起

熬夜对身体健康的危害不言而喻，对于甲状腺眼病患者来说更是如此。熬夜会打乱身体的生物钟，影响内分泌系统和免疫系统的正常运作，使身体的免疫力下降，从而不利于甲状腺眼病的治疗和恢复。而规律的生活作息，早睡早起，能够帮助身体各器官在正确的时间进行自我修复和调整，提高身体的免疫力。患者应尽量在晚上 11:00 前入睡，早上 7:00 左右起床，保证每天 7~8 小时的充足睡眠时间。

第十一章

关爱甲状腺眼病
特殊人群

85 儿童甲状腺眼病和成人甲状腺眼病有什么不同？

甲状腺眼病在儿童群体中较为罕见，和成人甲状腺眼病相比，主要存在以下不同[51]。

眼部表现不同

在成人中，甲状腺眼病的眼部表现更为明显，包括眼睑退缩、眼球突出等症状。在严重的情况下，还可能发展为威胁视力的极重度甲状腺眼病，如压迫性视神经病变或暴露性角膜病变。

在儿童中，甲状腺眼病眼部表现通常较轻，相较于成人，病情要温和得多。在甲状腺眼病儿童群体中，暂时未发现甲状腺眼病压迫性视神经病变这样威胁视力的并发症。

严重程度不同

在成人甲状腺眼病患者中，71.3% 的患者为轻度甲状腺眼病，28.7% 的患者为中度重度甲状腺眼病。

在儿童甲状腺眼病患者中，89.5% 的患者为轻度甲状腺眼病，仅 10.5% 的患者为中度重度甲状腺眼病。甲状腺眼病的严重程度在儿科人群中明显较低。

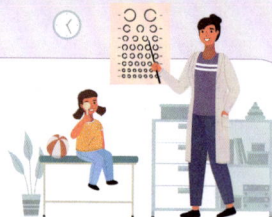

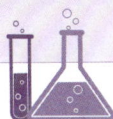

活动度不同

在成人甲状腺眼病患者中，10.9% 的患者处于活动期，89.1% 的患者处于静止期。

而在儿童甲状腺眼病患者中，几乎全部患者处于静止期。成人和儿童群体之间在甲状腺眼病活动度方面存在显著差异。

治疗方案不同

成人甲状腺眼病可选用糖皮质激素、替妥尤单抗或者手术等方法来治疗。

儿童甲状腺眼病目前全球范围内尚无明确的治疗方案，这是由于儿童甲状腺眼病与成人具有显著差异。

研究建议，对于静止期的儿童甲状腺眼病患者，采取密切观察的策略。对于活动期且眼部症状恶化的儿童甲状腺眼病患者，可根据病情严重程度，谨慎使用糖皮质激素，但需向患儿及其家长说明可能出现的不良反应，如体重增加、免疫抑制和生长发育迟缓等。还有种选择是放射治疗，但需预先告知放射治疗可能有肿瘤生长的风险。对于眼球突出严重、有暴露性角膜病变或有压迫性视神经病变特征的患者，应考虑进行眼眶减压手术。

86 妊娠和甲状腺眼病发病有关系吗？

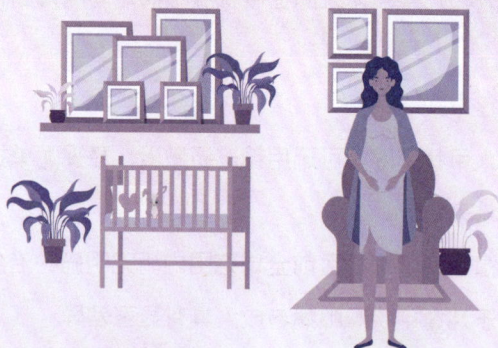

　　妊娠和甲状腺眼病发病有关系，研究发现育龄期女性更易患甲状腺眼病。尽管孕妇的免疫状态受到影响，免疫系统发动免疫攻击的频率减弱，可能使免疫疾病病情得到缓解，但仍有少部分孕妇会出现甲状腺眼病病情发展或恶化。妊娠导致甲状腺眼病发病的机制如下：

　　妊娠增加氧化应激：研究发现，从孕中期开始，孕妇体内超氧化物歧化酶活性升高，这代表了身体的氧化应激增加，可以看作有很多有害物质在身体里捣乱，这可能促使甲状腺眼病病情恶化[52]。

　　妊娠导致血容量过多：眼眶就像一个"拥挤的电梯"，而里面的组织（如肌肉、脂肪和血管）就是"电梯里的乘客"。在正常情况下，电梯里的乘客数量刚刚好时，大家都有足够的空间，电梯运行顺畅。然而，怀孕期间，孕妇的身体会制造更多的"血液乘客"（血容量增加），导致"电梯"变得更加拥挤。让"电梯"里的压力迅速上升，这会挤压到"电梯"里的"肌肉乘客"（眼外肌），让它们被拉伸得更紧，同时"电梯"的"排水系统"（静脉引流）也会变得不再通畅，导致压力进一步增加。这就是甲状腺眼病恶化的原因。等到生产后，身体开始重新分配"血液乘客"（血容量恢复正常），就像"电梯"里的乘客突然减少了，恢复正常载客量，压力迅速下降，空间变得宽松，肌肉也不再被过度拉伸，排水系统也恢复了正常。因此，患有甲状腺眼病的孕妇可能会在产后迅速感到症状改善。但是分娩后，患者的甲亢可能会加重，这也有可能加重眼病[53]。

87 妊娠期应如何选择甲状腺眼病治疗方案？

妊娠期女性的身体处于一个极为特殊的时期，当甲状腺眼病出现时，治疗方案的选择变得至关重要。这不仅关系到孕妇自身的健康，更与胎儿的安危紧密相连。总的来说，妊娠期甲状腺眼病的治疗方案，需要综合考虑患者甲状腺功能控制、眼部症状的严重程度以及对胎儿的安全性。

首先，对于妊娠期中重度活动性甲状腺眼病患者，医生通常会权衡利弊，和患者充分知情交代的情况下，静脉注射糖皮质激素是首选治疗方案。在多数情况下，这种治疗方式能够较为有效地缓解甲状腺眼病的症状，同时糖皮质激素对胎儿的影响与其他免疫抑制剂眼眶放疗等比较，相对安全[54]。

然而，当遇到甲状腺功能控制不好的妊娠期甲状腺眼病患者，比如合并甲亢、甲减等情况时，治疗的侧重点是控制甲状腺功能。这是因为甲状腺功能异常如果没有得到有效的治疗，会极大地增加妊娠期高血压疾病、流产、早产、低出生体重儿甚至死胎的发生风险，这些不良后果对于孕妇和胎儿来说都是难以承受之重。甲状腺功能控制不佳也是加重眼病的危险因素，相反，一些患者随甲状腺功能控制及妊娠期母体的免疫状态改变，眼病会自发改善。

还有一类情况，就是患有严重突眼或者影响视力的妊娠期甲状腺眼病患者。此时，病情的严峻程度已经上升到了一个新的高度，医生需要慎重进行是否适宜继续妊娠的评判和处理，一方面，紧急处理相关严重并发症，尽可能地保障孕妇的生命健康；另一方面，在之后的 1~2 周内，密切监测甲状腺功能和其他异常指标，时刻关注病情的变化[55]。

这里需要着重强调的是，放射治疗在妊娠期是绝对禁用的。因为放射治疗可能会对胎儿造成辐射损伤，所以为了胎儿的安全，必须严格规避。

除了上述严谨的医疗治疗方案，在生活方面，医生也会给出全面的建议，这对于患者的康复同样不可或缺，对于妊娠期患者而言，规律作息、保持愉悦心情是十分重要的。

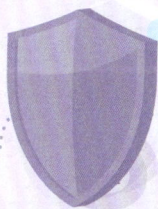

88 老年患者甲状腺眼病治疗要注意什么？

由于老年甲状腺眼病患者常存在基础疾病（如高血压、糖尿病等）、多重用药（如同时使用降压药、降糖药等）等情况，他们在甲状腺眼病治疗时需要更多的照料。治疗时也需要注意以下内容：

由于老年甲状腺眼病患者常存在基础疾病（如高血压、糖尿病等）、多重用药（如同时使用降压药、降糖药等）等情况，他们在甲状腺眼病治疗时需要更多的照料。治疗时也需要注意以下内容：

优先改善复视

复视是老年甲状腺眼病患者的主要症状。老年患者的眼外肌肿胀更为明显，并且融合幅度较小，意味着他们的双眼同步形成完整、精确图像的能力较弱。即使眼外肌只有轻度的肿胀，也更容易打破双眼同步成像的能力，从而出现复视现象。复视会导致视力障碍增加老年人跌倒风险，所以复视对老年患者来说是一个重大的健康问题，需要优先改善。

定期检测甲状腺功能

老年患者比年轻患者更易出现甲状腺功能减退，因此需要定

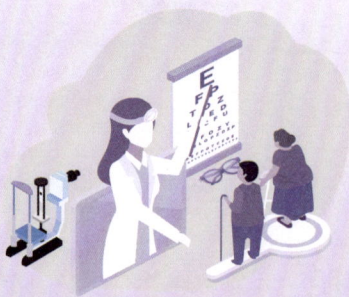

期检测甲状腺功能和相关抗体，来保证甲状腺的正常。

科学合理用药

老年患者比年轻患者更易出现极重度的甲状腺眼病，特别是甲状腺功能障碍性视神经病变。因此，早期诊断和早期科学的治疗，是至关重要的。

研究发现，在使用糖皮质激素治疗后，与较少出现严重并发症的年轻甲状腺眼病患者相比，老年患者出现的不良反应更严重[56]。因此医生在考虑使用糖皮质激素治疗时，应该充分考虑到它对老年患者的不良反应而谨慎选择，此时可以考虑使用替妥尤单抗，它可以有效改善复视、眼部充血水肿等症状和体征，并且研究未发现其对老年患者有特别的不良反应，但要注意老年患者是否已经存在听力下降。

恰当的手术治疗

年龄是甲状腺眼病手术后引起斜视的重要危险因素，由于存在营养不良、认知和功能障碍等老年综合征，老年患者手术出现并发症和死亡的风险更高。因此，医生应该谨慎选择手术时机，在老年患者的治疗过程中，最好在手术前尽早让斜视专科医生参与治疗。尽量减少术后斜视的其他危险因素，如推迟减压手术时间，让眼眶病变有更多时间稳定，可以降低老年患者术后斜视的风险[57]。

参考文献

[1] 中华医学会眼科学分会眼整形眼眶病学组，中华医学会内分泌学分会甲状腺学组．中国甲状腺相关眼部诊断和治疗指南 (2022 年)[J]. 中华眼科杂志，2022, 58(9): 646-668.

[2]Lee SJ, Rim TH, Jang SY, et al. Treatment of upper eyelid retraction related to thyroid-associated ophthalmopathy using subconjunctival triamcinolone injections[J]. Graefes Arch Clin Exp Ophthalmol, 2013, 251(1): 261-270.

[3] 钱嘉航，任军，贾凌云，等．自身免疫性疾病与自身抗体概述 [J]. 中国免疫学杂志，2022, 38(17): 2152-2158.

[4] 沈南，赵毅，段利华，等．系统性红斑狼疮诊疗规范 [J]．中华内科杂志，2023, 62(7): 775-784.

[5] 中国免疫学会神经免疫分会．中国重症肌无力诊断和治疗指南 (2020 版) [J]. 中国神经免疫学和神经病学杂志，2021, 28(1): 1-12.

[6]Burch HB, Perros P, Bednarczuk T, et al. Management of thyroid eye disease: a Consensus Statement by the American Thyroid Association and the European Thyroid Association [J]. Eur Thyroid J, 2022, 11(6):e220189.

[7]Bartalena L, Gallo D, Tanda ML, et al. Thyroid Eye Disease: Epidemiology, Natural History, and Risk Factors [J]. Ophthalmic Plast Reconstr Surg, 2023, 39(6S): S2-S8.

[8]Bahn RS. Graves' ophthalmopathy[J]. N Engl J Med, 2010,362(8):726-738.

[9]Zhou H, Muller I, Chong KK, et al. Editorial: Mechanisms and Novel Therapies in Graves' Orbitopathy: Current Update [J]. Front Endocrinol (Lausanne), 2022, 13: 902591.

[10] 罗丽华，高立新，王薇等．曲安奈德结膜上方穹隆部深层注射治疗甲状腺相关眼病上睑退缩的临床观察 [J]. 中华眼科杂志，2020, 56(7)：524-529.

[11]Gould DJ, Roth FS, Soparkar CN. The diagnosis and treatment of thyroid-associated ophthalmopathy [J]. Aesthetic Plast Surg, 2012, 36(3): 638-

648.

[12] 赵堪兴, 杨培增. 眼科学 [M]. 8 版. 北京: 人民卫生出版社, 2013.

[13]Kulbay M, Tanya SM, Tuli N, et al. A Comprehensive Review of Thyroid Eye Disease Pathogenesis: From Immune Dysregulations to Novel Diagnostic and Therapeutic Approaches [J]. Int J Mol Sci, 2024, 25(21):11628.

[14] 辛颖, 杨乃龙. 甲状腺眼病诊治进展 [J]. 中国临床保健杂志, 2022, 25(6): 750-754.

[15] 罗清礼. 活动期难治性、复发性甲状腺相关眼病的原因和治疗措施探讨 [J]. 中华眼科杂志, 2017, 53(6): 408-412.

[16]Bartalena L, Kahaly GJ, Baldeschi L, et al; EUGOGO. The 2021 European Group on Graves' orbitopathy (EUGOGO) clinical practice guidelines for the medical management of Graves' orbitopathy [J]. Eur J Endocrinol, 2021, 185(4): G43-G67.

[17]Douglas RS, Kossler AL, Abrams J, et al . Expert Consensus on the Use of Teprotumumab for the Management of Thyroid Eye Disease Using a Modified-Delphi Approach[J]. J Neuroophthalmol, 2022, 42(3): 334-339.

[18]Chen Y, Linaburg T, Wang S, et al. Observational Characterization of the Retreatment Course of Patients With Thyroid Eye Disease[J]. J Neuroophthalmol, 2025, Jan 9. doi: 10.1097/WNO.0000000000002280.

[19]Burch HB, Perros P, Bednarczuk T, et al. Management of Thyroid Eye Disease: A Consensus Statement by the American Thyroid Association and the European Thyroid Association [J]. Thyroid, 2022, 32(12):1439-1470.

[20]Householder NA, Ray C. Teprotumumab's Impact on Proptosis in Long-duration Thyroid Eye Disease: A Systematic Review and Meta-analysis [J]. touchREV Endocrinol, 2024, 20(2): 100-109.

[21]Mehmood F, Rizvi SAR, Alam S, et al. Teprotumumab versus intravenous methylprednisolone in thyroid eye disease: A systematic review [J]. Oman J Ophthalmol, 2024, 17(3): 313-319.

[22]Cardo C, Bernardo Santos R, Pinotti Pedro Miklos AB, et al. The relationship between cholesterol levels and thyroid eye disease [J]. Eur Thyroid

J, 2025, 14(1): e240133.

[23]Douglas RS, Dailey R, Subramanian PS, et al. Proptosis and Diplopia Response With Teprotumumab and Placebo vs the Recommended Treatment Regimen With Intravenous Methylprednisolone in Moderate to Severe Thyroid Eye Disease: A Meta-analysis and Matching-Adjusted Indirect Comparison [J]. JAMA Ophthalmol, 2022, 140(4): 328-335.

[24]Wang M, Liu L. Advances of IGF-1R inhibitors in Graves' ophthalmopathy[J]. Int Ophthalmol, 2024, 44(1): 435.

[25] 朱依谆, 殷明. 药理学 [M]. 八版. 北京: 人民卫生出版社, 2016.

[26]Martel A, Rocher F, Gerard A. Teprotumumab for the Treatment of Thyroid Eye Disease: Why Should We Keep Our Eyes "Wide Open"?-A Clinical and Pharmacovigilance Point of View[J]. J Pers Med, 2024, 14(10): 1027.

[27] 替妥尤单抗 N01 注射液说明书.

[28]Etemadifar M, Salari M, Saeri M,et al. Rituximab induced cytokine release syndrome in an MS patient: A case report [J]. Clin Case Rep, 2021, 9(7): e04407.

[29]Lanzolla G, Marinò M, Menconi F. Graves disease: latest understanding of pathogenesis and treatment options [J]. Nat Rev Endocrinol, 2024, 20(11): 647-660.

[30]Douglas RS, Kahaly GJ, Patel A, et al. Teprotumumab for the Treatment of Active Thyroid Eye Disease [J]. N Engl J Med, 2020, 382(4): 341-352.

[31]Kang J, Lechuga M, Braun J, et al. Infusion Center Guidelines for Teprotumumab Infusions: Informed Consent, Safety, and Management of Side Effects[J]. J Infus Nurs, 2021, 44(6): 331-338.

[32] 孙燕. 内科肿瘤学 [M]. 北京: 人民卫生出版社, 2005.

[33]Stan MN, Krieger CC. The Adverse Effects Profile of Teprotumumab[J]. J Clin Endocrinol Metab, 2023, 108(9):e654-e662.

[34]Smith TJ, Kahaly GJ, Ezra DG, et al. Teprotumumab for Thyroid-Associated Ophthalmopathy[J]. N Engl J Med, 2017, 376(18):1748-1761.

[35]Smith TJ, Cavida D, Hsu K, et al. Glycemic Trends in Patients with

Thyroid Eye Disease Treated with Teprotumumab in 3 Clinical Trials[J]. Ophthalmology, 2024, 131(7): 815-826.

[36]Kahaly GJ, Subramanian PS, Conrad E, et al. Long-Term Efficacy of Teprotumumab in Thyroid Eye Disease: Follow-Up Outcomes in Three Clinical Trials[J]. Thyroid, 2024, 34(7): 880-889.

[37]Douglas RS, Kahaly GJ, Ugradar S, et al. Teprotumumab Efficacy, Safety, and Durability in Longer-Duration Thyroid Eye Disease and Re-treatment: OPTIC-X Study[J]. Ophthalmology, 2022, 129(4): 438-449.

[38]Godfrey KJ, Kazim M. Radiotherapy for Active Thyroid Eye Disease[J]. Ophthalmic Plast Reconstr Surg, 2018, 34(4S Suppl 1): S98-S104.

[39]Wang Y, Patel A, Douglas RS. Thyroid Eye Disease: How A Novel Therapy May Change The Treatment Paradigm [J]. Ther Clin Risk Manag, 2019, 15: 1305-1318.

[40]Cheng AMS, Wei YH, Liao SL. Strategies in Surgical Decompression for Thyroid Eye Disease [J]. Oxid Med Cell Longev, 2020, 2020: 3537675.

[41]Golan S, Goldberg RA. Abducens nerve palsy after orbital decompression [J]. Orbit, 2018, 37(3): 230-234.

[42]Laezza MP, Concilio M, Giordano M, et al. Outcomes and risk factors of surgical management of thyroid eye disease-related diplopia [J]. Eur J Ophthalmol, 2022, 32(6): 3679-3684.

[43]Rootman DB. Orbital decompression for thyroid eye disease [J]. Surv Ophthalmol, 2018, 63(1):86-104.

[44] 周朝纳 , 刘桂琴 . 眼眶减压术后新发复视的研究进展 [J]. 眼科学报 , 2023, 38(9): 624-632.

[45]Akbari MR, Mirmohammadsadeghi A, Mahmoudzadeh R, et al. Management of Thyroid Eye Disease-Related Strabismus [J]. J Curr Ophthalmol, 2020, 32(1):1-13.

[46]Golan S, Rootman DB, Goldberg RA. The success rate of TED upper eyelid retraction reoperations [J]. Orbit, 2016, 35(6): 335-338.

[47]Roos JCP, Murthy R. Update on the clinical assessment and

management of thyroid eye disease [J]. Curr Opin Ophthalmol, 2019, 30(5): 401-406.

[48]Li J, Jin J, Wang X, Huang F, et al. Emerging trends and hotspots in peptic ulcer from 2008 to 2023: A bibliometric analysis [J]. Medicine (Baltimore), 2024, 103(36): e39557.

[49]Qi L, Song X, Li Y, et al. Predictive model for the progression of inactive thyroid eye disease: a retrospective study [J]. Endocrine, 2024, 84(2): 533-540.

[50]Allam IY, Lazreg S, Shafik Shaheen M, et al. Ocular Surface Changes in Patients with Thyroid Eye Disease: An Observational Clinical Study [J]. Clin Ophthalmol, 2021, 15: 2481-2488.

[51]Sim B, Chng CL, Audrey C,et al. A retrospective study of pediatric thyroid eye disease: the Asian experience [J]. Orbit, 2022, 41(1): 69-78.

[52]Koshibu M, Watanabe N, Suzuki N, et al. Exacerbation of Thyroid Eye Disease and Dysthyroid Optic Neuropathy during Pregnancy [J]. Intern Med, 2025, 64(7): 1061-1065.

[53]Aranyosi JK, Deli T, Erdei A, et al. Unusual onset of thyroid associated orbitopathy during pregnancy: case report and review of literature [J]. BMC Endocr Disord, 2020, 20(1): 183.

[54]Brito JP, Nagy EV, Singh Ospina N, et al. A Survey on the Management of Thyroid Eye Disease Among American and European Thyroid Association Members [J]. Thyroid, 2022, 32(12): 1535-1546.

[55]《孕产期甲状腺疾病防治管理指南》编撰委员会，中华医学会内分泌学分会，中华预防医学会妇女保健分会. 孕产期甲状腺疾病防治管理指南 [J]. 中华内分泌代谢杂志，2022, 38(7): 539-551.

[56]Levy N, Leiba H, Landau K, et al. Clinical profile of 80-year-old and older thyroid eye disease patients [J]. Graefes Arch Clin Exp Ophthalmol, 2022, 260(8): 2727-2736.

[57]Wu CY, Kahana A. Geriatric patients are predisposed to strabismus following thyroid-related orbital decompression surgery: A multivariate analysis [J]. Orbit, 2017, 36(2): 95-101.